U0259125

2mins

两分钟教你学会
活化大脑
手 指 操

成向东　主编

北京市鼓楼中医医院康复科　主任医师

2

中国纺织出版社有限公司

图书在版编目（CIP）数据

两分钟教你学会活化大脑手指操／成向东主编．--
北京：中国纺织出版社有限公司，2021.2
ISBN 978-7-5180-7285-9

Ⅰ．①两… Ⅱ．①成… Ⅲ．①手指-健身运动 Ⅳ.
①R161.1

中国版本图书馆 CIP 数据核字（2020）第 058631 号

主　　编　成向东
编 委 会　成向东　石艳芳　张　伟　石　沛　赵永利
　　　　　杨　丹　余　梅　熊　珊　李　迪

责任编辑：傅保娣　　责任校对：王花妮　　责任印制：王艳丽

中国纺织出版社有限公司出版发行
地址：北京市朝阳区百子湾东里 A407 号楼　邮政编码：100124
销售电话：010 － 67004422　传真：010 － 87155801
http://www.c-textilep.com
中国纺织出版社天猫旗舰店
官方微博 http://weibo.com/2119887771
北京通天印刷有限责任公司印刷　各地新华书店经销
2021 年 2 月第 1 版第 1 次印刷
开本：710×1000　1/16　印张：8
字数：58 千字　定价：45.00 元

凡购本书，如有缺页、倒页、脱页，由本社图书营销中心调换

前言

P R E F A C E

中医认为，手上有很多穴位，它们和我们身体的其他部位有着紧密的联系，经常以手指为中心进行各种活动，不仅可以刺激这些经络穴位，还能影响大脑皮质，活化大脑。

现代医学研究也表明，分布在大脑额叶部分的运动皮质，直接掌控着全身各部位的活动，而手指对应着大面积的运动皮质区，也就是说，锻炼手指能刺激到大脑的很大一部分。由此可见，手指操健脑防衰有很强的科学性。

本书精选多套活化大脑手指操，通过锻炼手部经络、反射区，唤醒身体自带的健脑防衰能力；通过开发左右脑手指操，活化脑细胞，减缓身体衰老；通过缓解脑疲劳手指操，调节情绪，放松大脑，让身体保持青春活力。书中每套手指操都配有真人图片指导，清晰明了，本书还附带二维码视频，更易于读者学习掌握。

本书精选的手指操简单易用，在忙碌之余，可以随时随地进行。每天花几分钟时间，做一做手指操，不仅可以让手指灵活起来，还可以活化大脑，让您的头脑更灵活、身体更健康！

编者

2020 年 3 月

锻炼手指，『不痴呆活百岁』

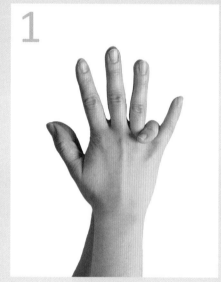

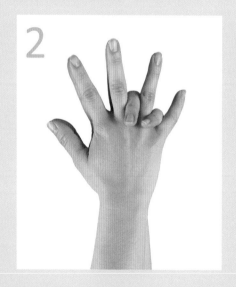

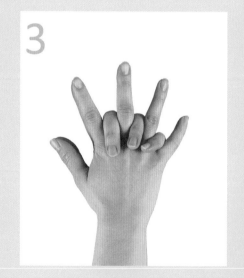

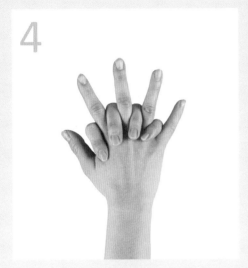

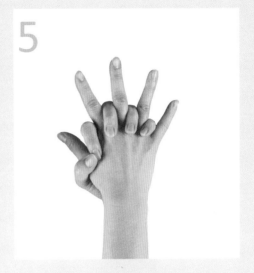

活化脑细胞、
减缓身体衰老
手指操

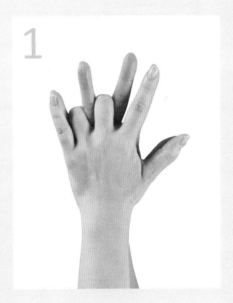

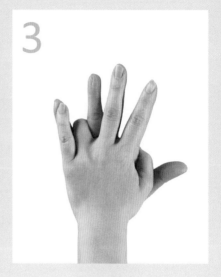

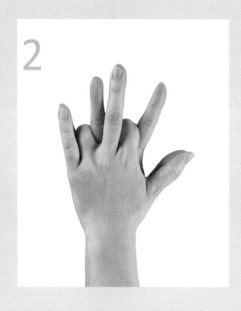

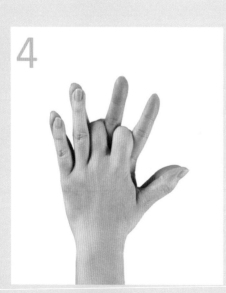

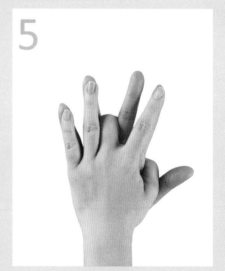

　两分钟教你学会活化大脑手指操

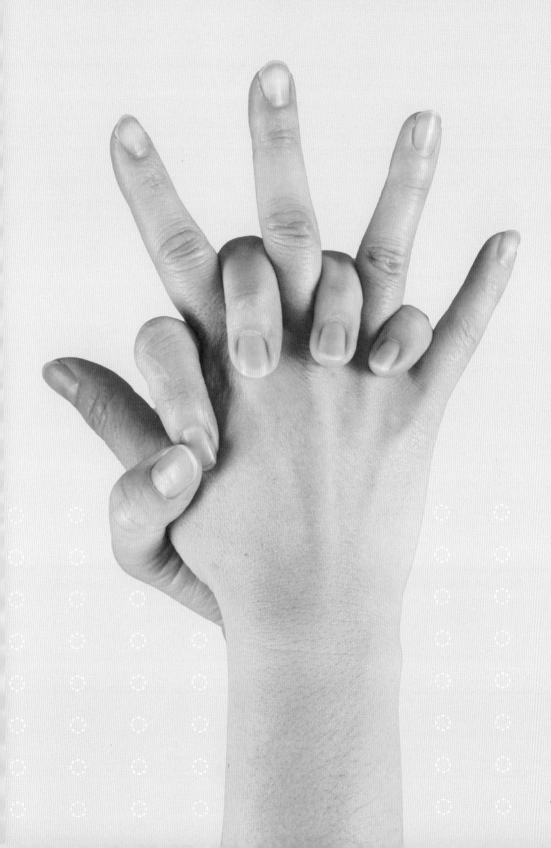

目录
CONTENTS

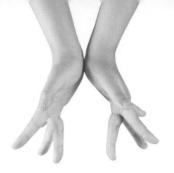

第一章

手部经络、反射区
身体自带的健脑防衰妙药

扫一扫，看视频

第二章

基础手指操
促进末梢血液循环，活化脑细胞

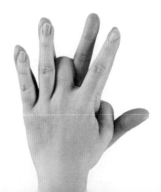

第三章 开发左右脑手指操
活化脑细胞，减缓身体衰老

第四章 趣味游戏手指操
放松心态，活化大脑细胞

第五章 大脑快速充电手指操
预防阿尔茨海默病

第六章 缓解脑疲劳手指操
释放大脑压力给身体充电

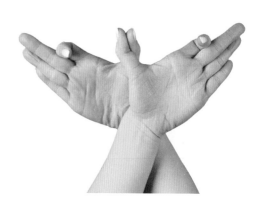

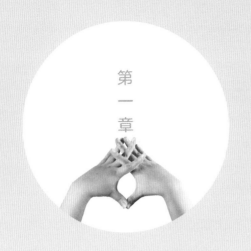

手部经络、反射区
身体自带的健脑防衰妙药

练习手指操助益身心

☼ 促进体内新陈代谢

练习手指操有利于舒经活络，帮助全身气血通畅，进而促进体内新陈代谢，有效排出毒素，赶走身体疲劳，让身体恢复活力、精神饱满。对于经常坐着工作的上班族来说，每天花几分钟做一做手指操，不仅能缓解手部、腕部疲劳，防止指关节变形，而且有利于放松大脑。

☼ 缓解压力、减轻抑郁

现代人生活节奏快，工作压力大，很容易让身体疲劳，如果长时间压力不能舒缓，很容易患上抑郁症。经常练习手指操可以帮助身体放松，让身心都进入松弛状态，赶走负面情绪和压力。

☼ 让大脑更清醒、思路更清晰

大家都知道运动有助于血液输送氧到大脑，血液和氧充足的大脑更清醒。同样，有规律地练习手指操可以提升大脑的工作能力，让思路变得更清晰。

☼ 促进大脑细胞发育、激发灵感

有规律地练习手指操可以刺激脑细胞的生长，延长脑细胞寿命，抵抗衰老。练习手指操还是灵感的催化剂，可以激发潜能。

☼ 保持好心情

经常练习手指操可以促进脑部内啡肽和血清素的释放，这些化学物质有助于舒缓情绪，让人保持好心情。

打开双手看一看

红润光泽：身体功能良好。

黯而枯槁：身体免疫力差。

过分红润光泽：血稠，血脂、血糖偏高。

可以简单做一个小测试，用力握拳 30 秒，看看是否能在 5 秒恢复正常，需要恢复常态的时间越长，说明身体健康状况越差。

✿ 重视身体预警，防患于未然

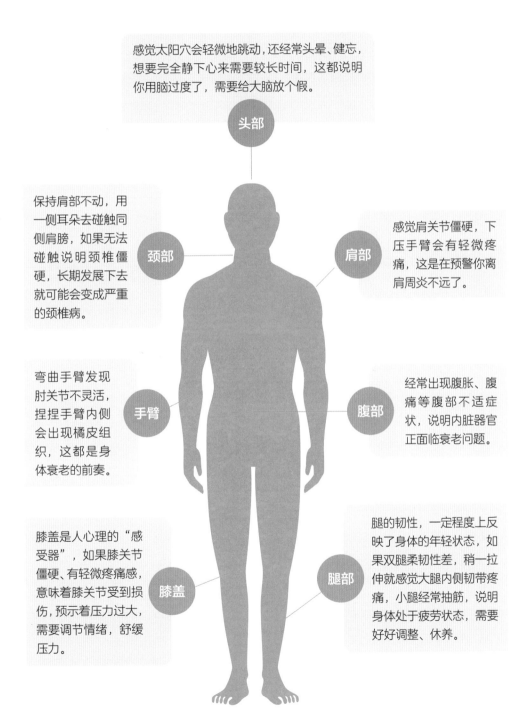

感觉太阳穴会轻微地跳动，还经常头晕、健忘，想要完全静下心来需要较长时间，这都说明你用脑过度了，需要给大脑放个假。

头部

保持肩部不动，用一侧耳朵去碰触同侧肩膀，如果无法碰触说明颈椎僵硬，长期发展下去就可能会变成严重的颈椎病。

颈部

感觉肩关节僵硬，下压手臂会有轻微疼痛，这是在预警你离肩周炎不远了。

肩部

弯曲手臂发现肘关节不灵活，捏捏手臂内侧会出现橘皮组织，这都是身体衰老的前奏。

手臂

经常出现腹胀、腹痛等腹部不适症状，说明内脏器官正面临衰老问题。

腹部

膝盖是人心理的"感受器"，如果膝关节僵硬、有轻微疼痛感，意味着膝关节受到损伤，预示着压力过大，需要调节情绪，舒缓压力。

膝盖

腿的韧性，一定程度上反映了身体的年轻状态，如果双腿柔韧性差，稍一拉伸就感觉大腿内侧韧带疼痛，小腿经常抽筋，说明身体处于疲劳状态，需要好好调整、休养。

腿部

大脑是身体的"司令部"

❀ 主宰身体的大脑四区域：额叶、顶叶、枕叶、颞叶

　　一个人是否年轻而充满活力常常从两方面体现：一是身体健康，行动灵活；二是大脑活跃，精神矍铄。其中大脑的健康更起决定性作用。如果大脑衰老、功能退化，那么记忆力、语言表达、行为动作都会受到影响。可以说大脑是身体的"司令部"，对身体下达着各种"行动的命令"。

　　人脑结构复杂，分为大脑、小脑、脑干3部分，其中大脑的额叶、顶叶、枕叶、颞叶是主宰身体的4个重要区域。

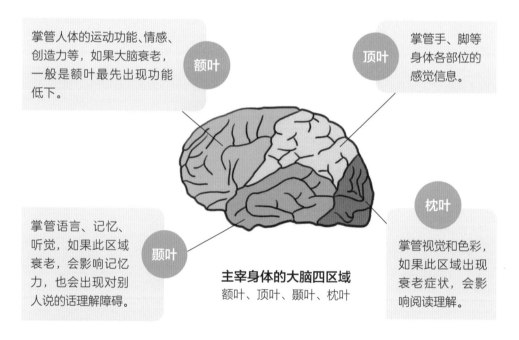

掌管人体的运动功能、情感、创造力等，如果大脑衰老，一般是额叶最先出现功能低下。

额叶

顶叶

掌管手、脚等身体各部位的感觉信息。

掌管语言、记忆、听觉，如果此区域衰老，会影响记忆力，也会出现对别人说的话理解障碍。

颞叶

枕叶

掌管视觉和色彩，如果此区域出现衰老症状，会影响阅读理解。

主宰身体的大脑四区域
额叶、顶叶、颞叶、枕叶

❀ 大脑衰老会诱发阿尔茨海默病

　　人的大脑里有数十兆神经细胞，其中"神经元的突触"是负责传递信息的重要部位。随着大脑衰老，脑血管病变会损害神经细胞，使突触的活动减弱，最终导致大脑认知功能下降，诱发阿尔茨海默病，通俗说就是患了"老年痴呆"。

　　健忘是最常见的症状，如果你越来越容易忘事，说明大脑正在衰老，需要引起足够的重视。

勤动手指，让大脑活力更持久

究竟要用什么方式才能让大脑保持青春活力，远离衰老呢？方法很简单，就是勤用脑。

学习、思考、益智游戏等都有助于活化脑细胞，刺激细胞分裂，但不足以长时间保持，因此健脑需要一个丰富的环境，如劳动、工作、聊天、运动……通过生活的方方面面来刺激脑细胞活动，特别是经常活动手指。很多靠手工技能吃饭的人，如手工匠人、画家、书法家都很长寿，在某种程度上他们的手指比普通人使用得更多、更灵活。

手指的活动，既是双手之间运动的配合，又是左右大脑之间的协调训练，勤动手指能够改善大脑功能、增强记忆力、延缓衰老。

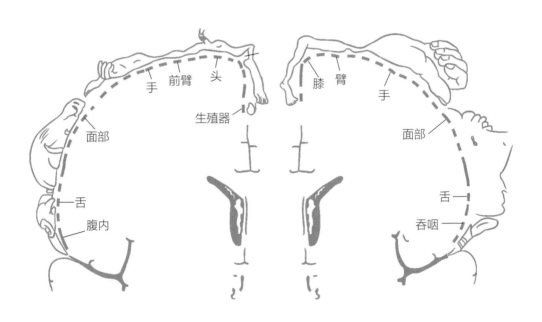

大脑皮质功能定位

运动皮质区分布在大脑的额叶部分，直接掌控全身各部位的活动，手指对应着大面积的运动皮质区，也就是说，锻炼手指能刺激到大脑的很大一部分，由此可见，手指操活化大脑有很强的科学性。

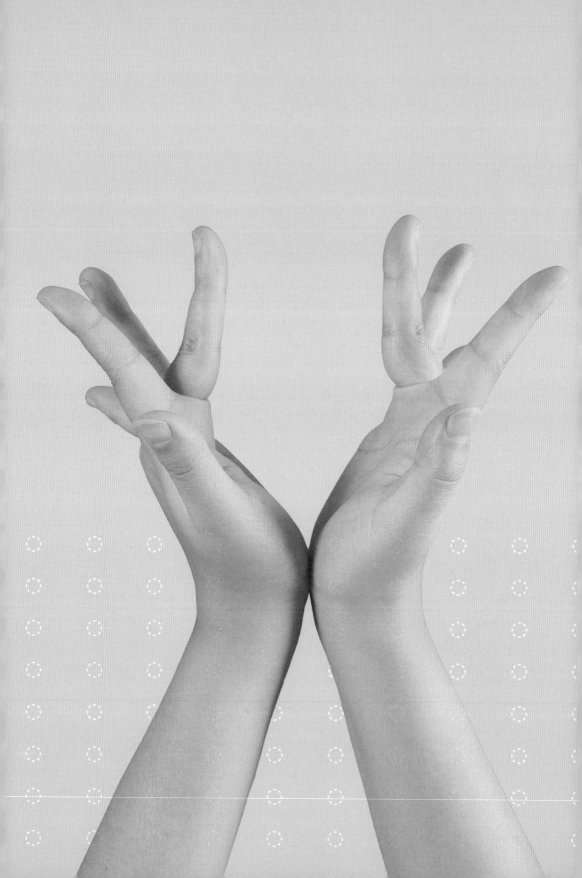

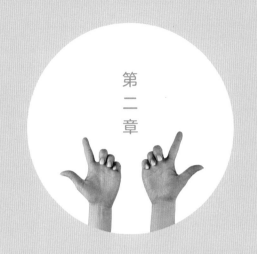

第二章

基础手指操

促进末梢血液循环，活化脑细胞

练习手指操要从基础开始

扫一扫，看视频

☼ 弯曲手指操

第 1 节
岔开数数

双手五指张开，从拇指开始逐一弯曲手指，左右手错开一根手指同步进行。同时在心里默数 1、2、3、4……

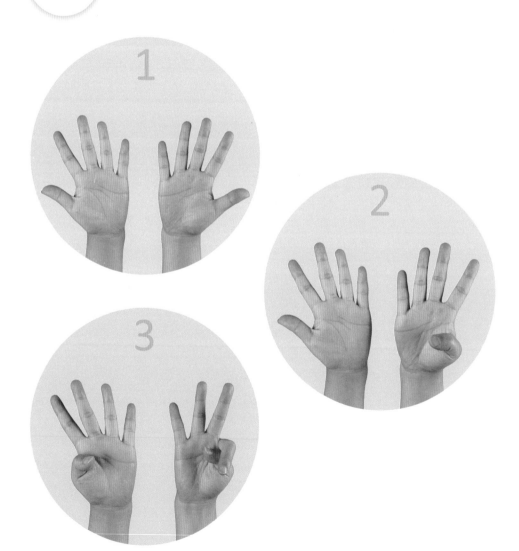

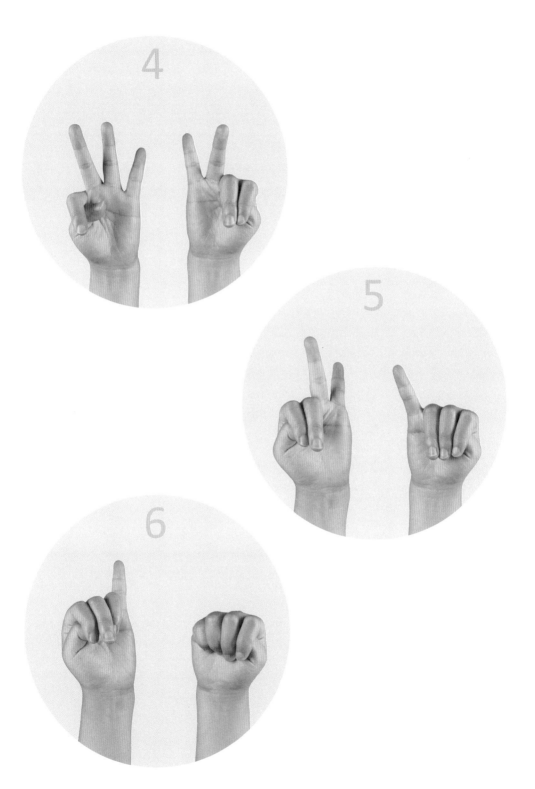

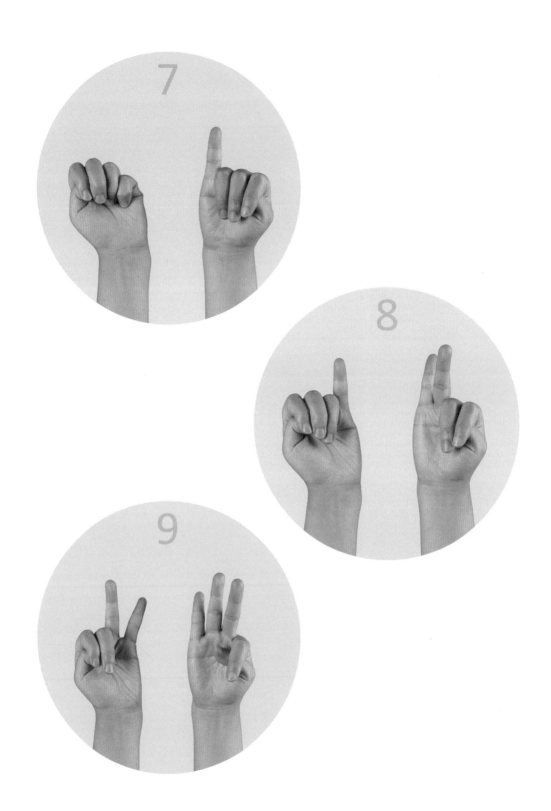

两分钟教你学会活化大脑手指操

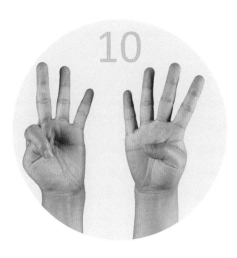

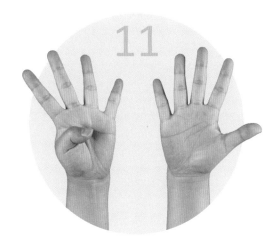

此套动作练熟后，可以一次弯曲两根、三根手指，重复动作。

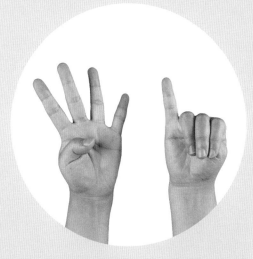

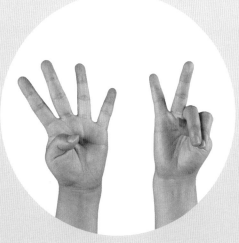

▶ **动作指导**

不弯曲的手指要保持伸直不动。即使开始双手同时动作不协调，也尽量配合完成，慢慢练习才有效果。

双手五指张开，左右手同步从小指开始逐一弯曲，同时在心里默数 1、2、3、4、5，握拳后再逐一打开手指数数。

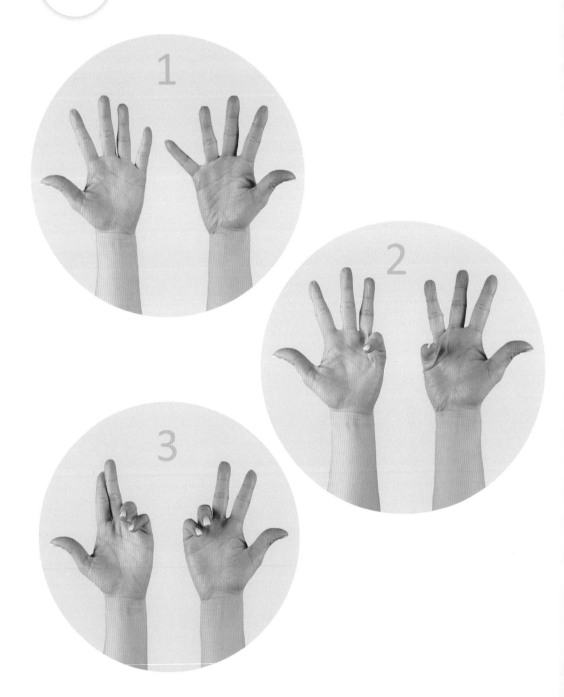

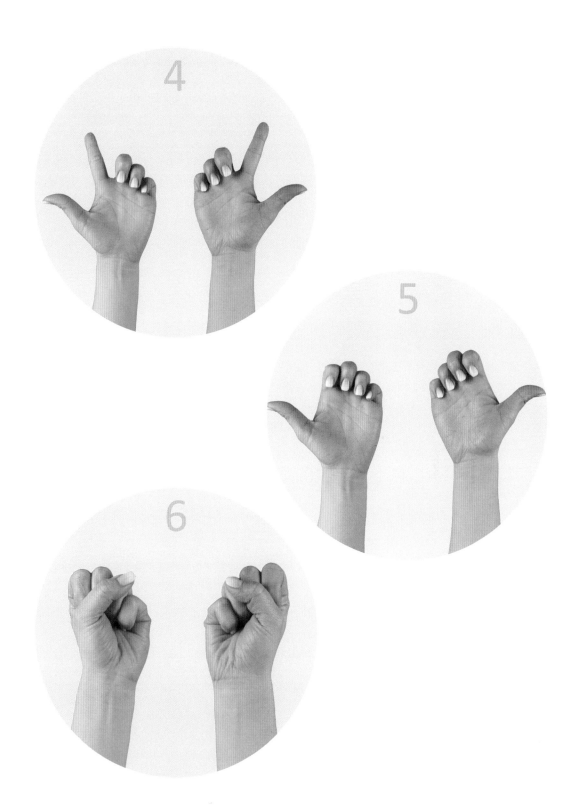

UP 升级练习

右手从拇指开始，左手从小指开始，同步不同手指练习。

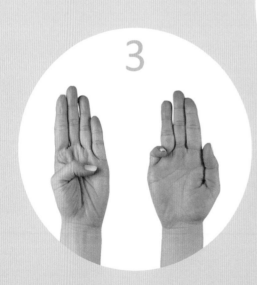

1

2

3

全部弯曲完毕后，再左右交换重复动作。

▶ **动作指导**

不用做得太快，要保证每根手指弯曲到位，不弯曲的手指尽量伸直不动。

左手五指张开，右手握拳。然后左手从拇指开始弯曲手指，右手同步张开手指。做完一遍后再从相反方向开始。

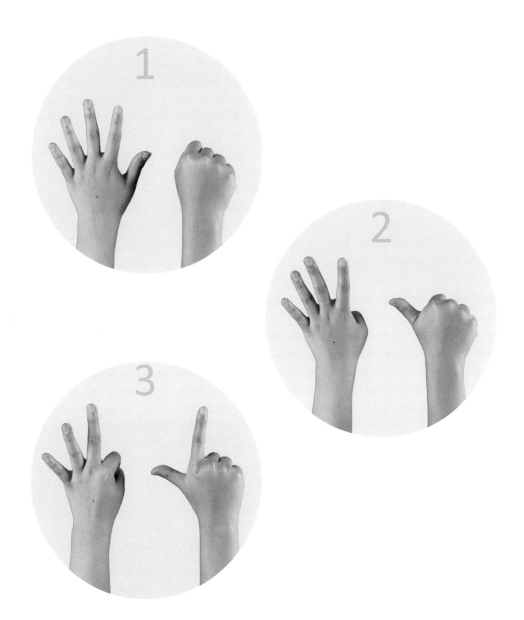

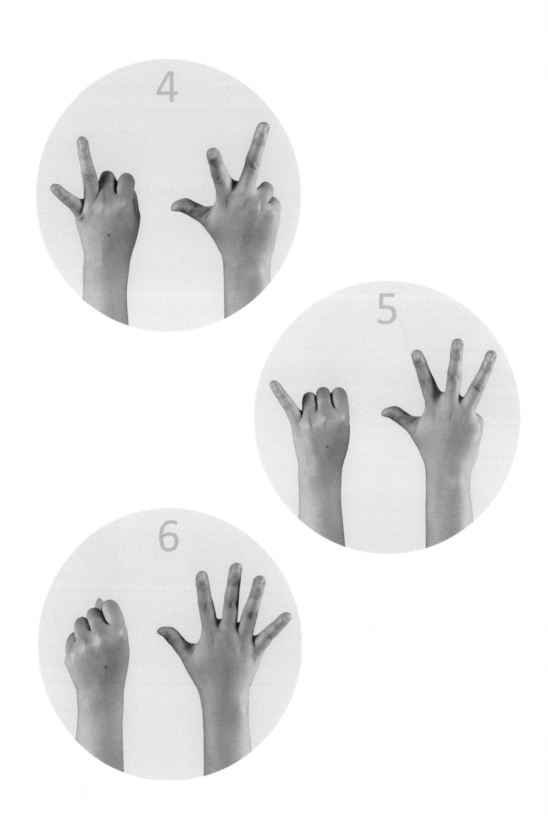

两分钟教你学会活化大脑手指操

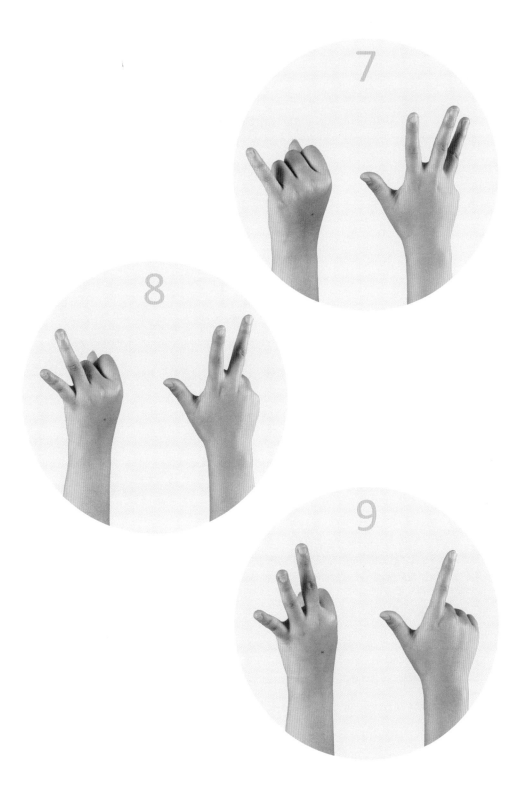

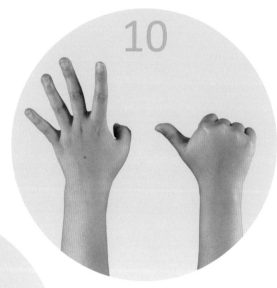

小贴士

不求速度，需要配合精准，才能有效锻炼大脑。

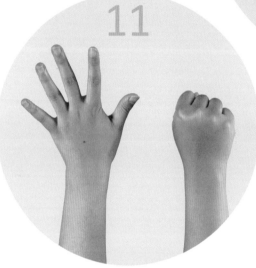

UP 升级练习

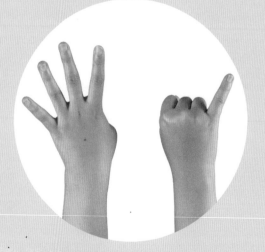

打开的手从拇指开始弯曲，握拳的手从小指开始打开，同步进行动作。然后左右手反向重复动作。

先记住手指动作对应的数字，然后按照数字表中的数字练习手指操。可以先单手练习，然后再双手配合练习。

1 3 5 7 9 0 8 6 4 2

9 0 8 1 7 2 6 3 5 4

1 1 8 2 3 9 5 9 6 3

小贴士

可以用生活中随处可见的数字串练习，如手机号码、生日、车牌号等。

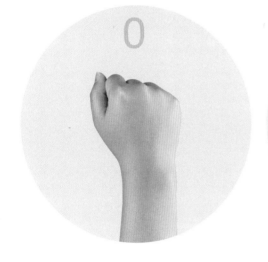

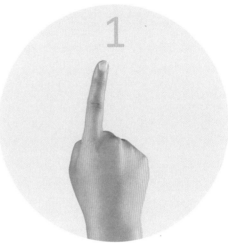

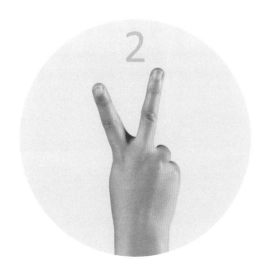

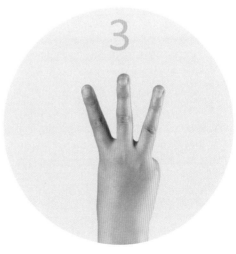

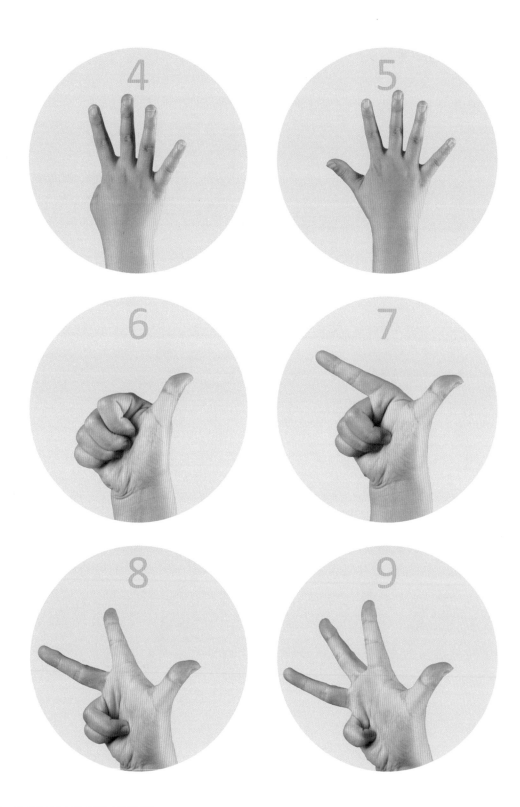

☼ 旋转手指操

双手五指相对，拇指分开绕圈旋转，其余四指继续紧密贴合在一起，不要分开。以此类推，旋转食指、中指、无名指、小指。旋转手指时，注意力集中在手指上，默数5次。

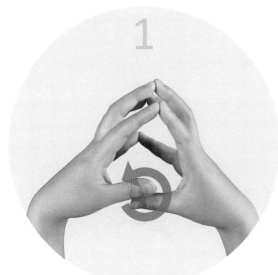

动作指导

旋转时，两根手指不要互相碰撞，从拇指到小指旋转完后，再从小指到拇指重复动作。

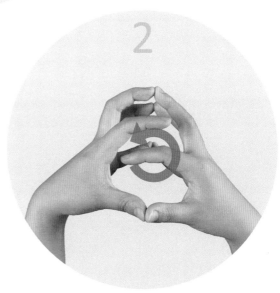

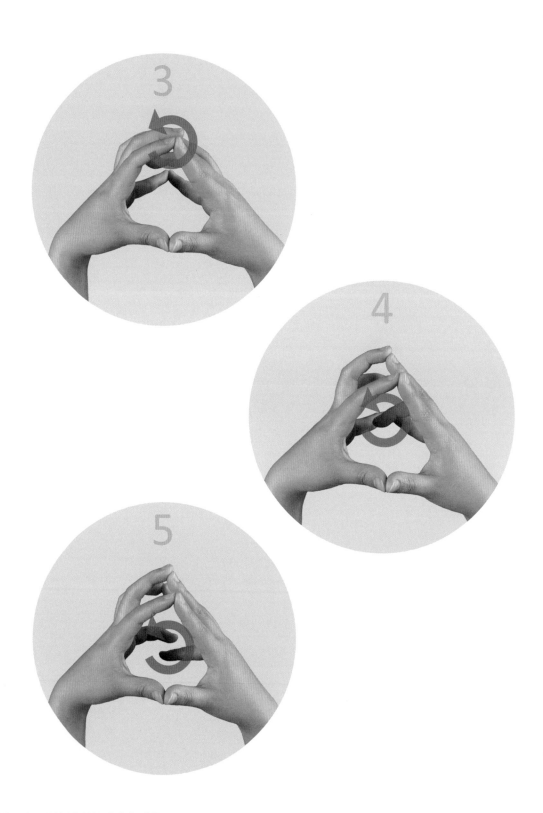

两分钟教你学会活化大脑手指操

◌ 伸展手指操

　　双手在胸前合十，双手拇指最大限度展开，其余四指保持不动，然后双手食指、中指、无名指、小指依次进行。

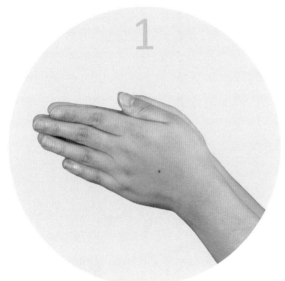

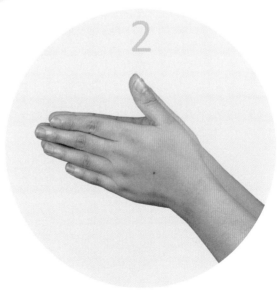

> **动作指导**
> 最大限度地伸展手指，帮助拉伸手指肌肉，灵活手指。

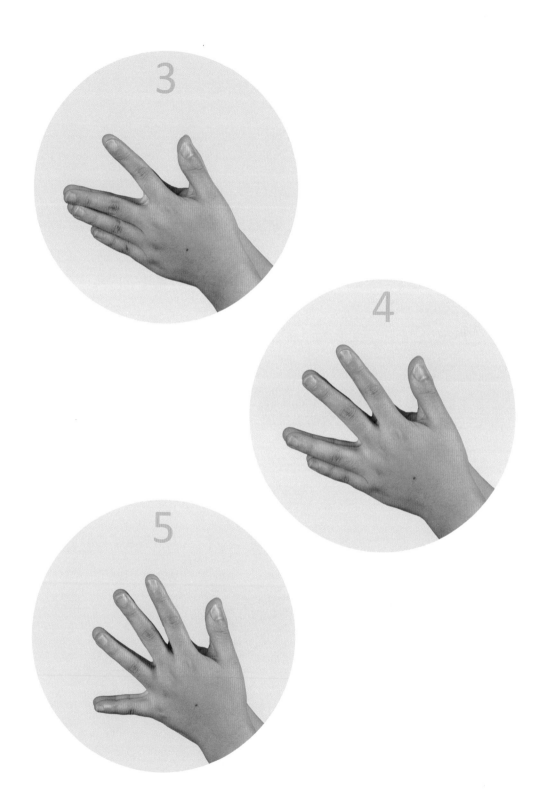

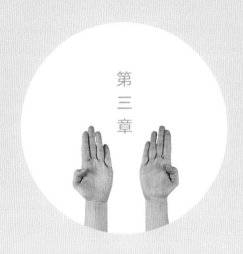

开发左右脑手指操
活化脑细胞，减缓身体衰老

左手交错曲握，
锻炼右脑，让思维更活跃

手指运动中枢在大脑皮质中所占的区域最广泛，通过手指操可以刺激大脑细胞，一旦脑细胞活化起来，即使只将大脑功能开发出1%，也能大大提高身体免疫力，延缓整个身体的衰老过程。

右脑将从外部接收到的信息当做图像处理，而左脑负责把右脑处理的图像思维转换成语言，通过练习开发左右脑的手指操，有助于左脑休息，释放右脑潜能，提高思维能力、记忆力，缓解用脑过度带来的疲劳、失眠、头晕等不适。

❀ 左手单指交错曲握

双手在胸前合并，掌心相贴，右手不动，左手从小指开始依次单指交错曲握，重复练习30次。

扫一扫，看视频

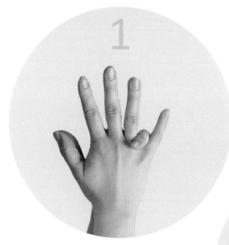

动作指导

当一根手指活动时，不仅掌心不能分开，其余四指也要对应紧贴，才算练习到位。左手交错曲握的动作学会后，右手参照练习。

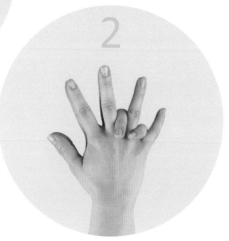

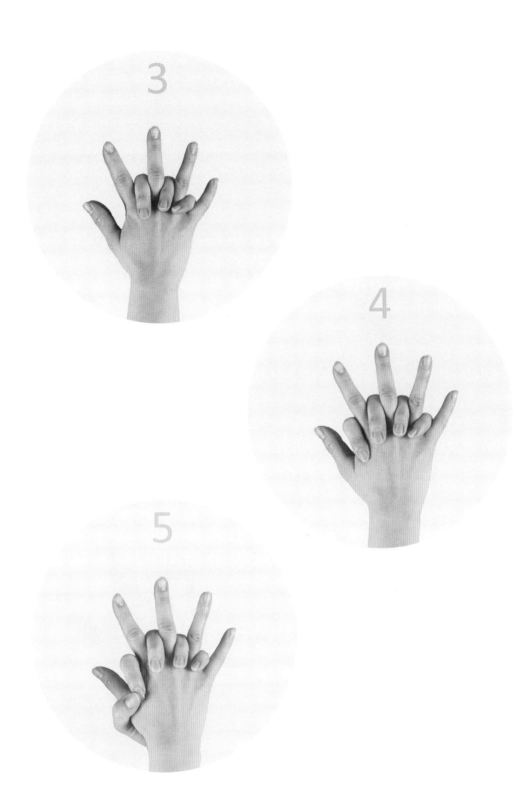

✿ 左手双指交错曲握

　　双手在胸前合并，掌心相贴，右手不动。小指依次搭配一根手指，完成交错曲握运动，重复练习 16 次。

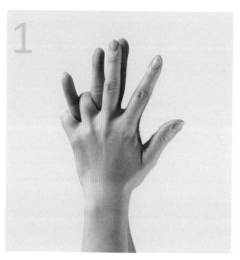

小指和无名指

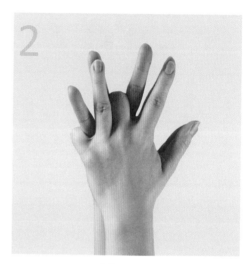

小指和中指

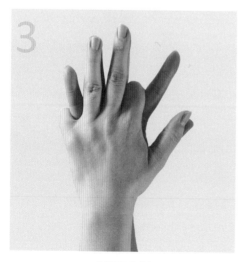

小指和食指

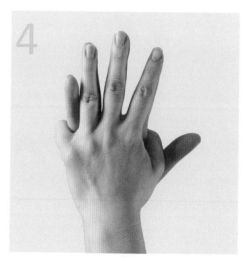

小指和拇指

小指搭配其他手指练习熟练后，还可以用无名指和中指，无名指和食指，无名指和拇指；中指和食指，中指和拇指；食指和拇指练习。

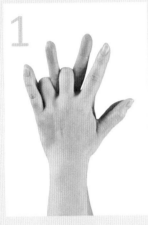

无名指和中指

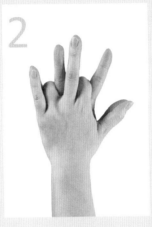

无名指和食指

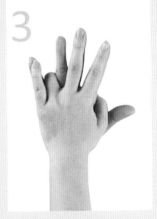

无名指和拇指

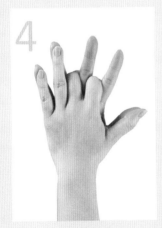

中指和食指

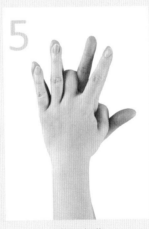

中指和拇指

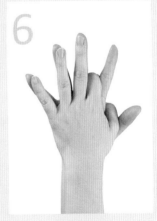

食指和拇指

 按照双指交错曲握的运动规律，变换左手三指、四指交错曲握，重复练习 16 次。

双手交错曲握，
锻炼两脑半球，延缓脑细胞衰老

双手同时练习动作，可以大大提高手指间的协调灵活性，激发大脑闲置细胞，让思维更活跃，头脑更灵活，精神更充沛。

❀ 双手单指交错曲握

双手合并，掌心相贴，两小指交错曲握，其余手指保持不动，然后无名指、中指、食指、拇指依次重复动作。练习 15~30 次。

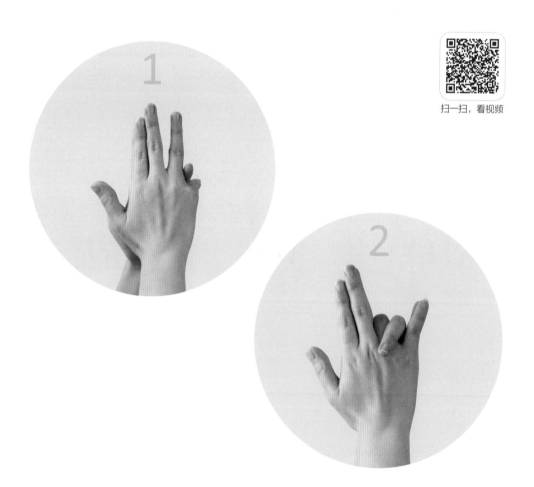

扫一扫，看视频

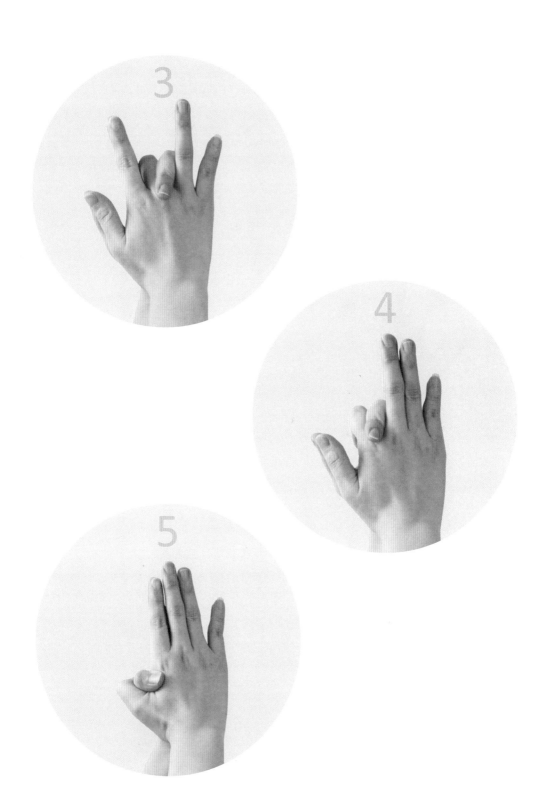

❊ 双手双指交错曲握

双手合并，掌心相贴，两两手指交错曲握，其余手指保持不动。练习15~30 次。

小贴士

双手交错曲握的练习，可以为以后复杂的手指操竖动、横动手指打基础。

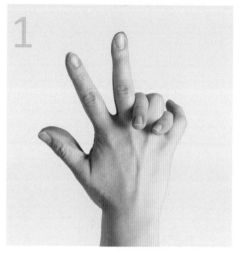

小指和无名指交错曲握

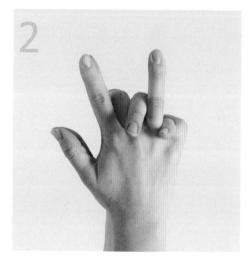

小指和中指交错曲握

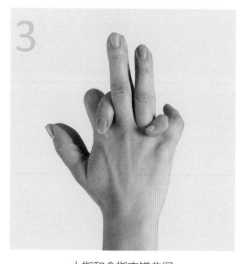

小指和食指交错曲握

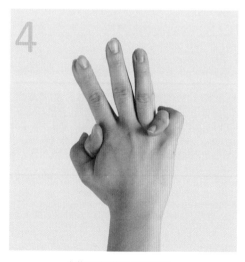

小指和拇指交错曲握

❀ 双手三指交错曲握

以下动作练习 15~30 次。

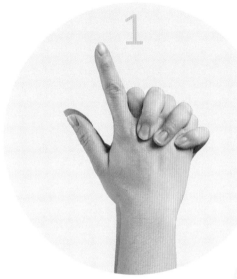

小指、无名指和中指交错曲握

小指、中指和食指交错曲握

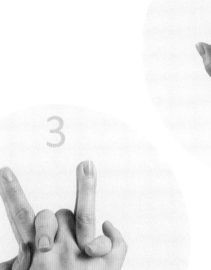

小指、中指和拇指交错曲握

◎ 双手四指交错曲握

以下动作练习 15~30 次。

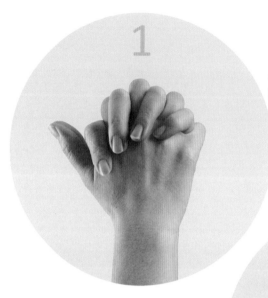

小指、无名指、中指
和食指交错曲握

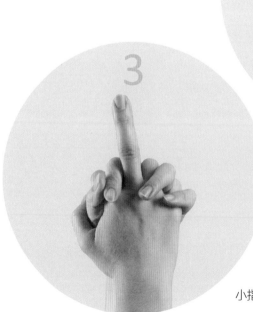

小指、中指、食指和拇指交
错曲握

小指、无名指、食指和拇指交错曲握

单手加减法，锻炼对侧大脑，开发脑功能

身体中的其他细胞都可因细胞分裂增殖，唯独脑细胞不能再生，一旦发育完成，就会处在"用一个少一个"的不断死亡的过程。脑细胞逐渐死亡，而新的脑细胞不再生长，造成大脑逐渐衰弱。美国神经生物学家弗雷德·盖奇曾经提出：如果能让大脑中决定学习和记忆能力的"海马区"不断产生新的细胞，就能使大脑永葆青春。经常锻炼手指可以促进大脑功能的保持与强化，延缓或阻止大脑的衰老。右手加减法，可以锻炼左脑，提高记忆力；左手加减法，可以锻炼右脑，激发右脑潜能。

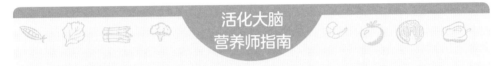

活化大脑
营养师指南

大脑需要葡萄糖来提供能量

碳水化合物是大脑唯一喜好的能量来源，大脑需要葡萄糖来提供能量，葡萄糖就是碳水化合物转化而来的。当血糖水平过低时，就会出现头脑晕沉、精神无法集中、四肢无力、冒冷汗、失眠等症状，所以要好好吃主食，葡萄糖供养充足，脑子才有力气工作。

在主食的选择上，营养学家提倡谷类为主，搭配全谷物、杂豆、薯类，这样可以摄取更多的膳食纤维、B族维生素和矿物质，健脑的同时有利于预防肠癌、便秘、糖尿病、心脏病、高脂血症、肥胖等疾病。

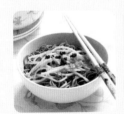
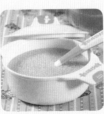
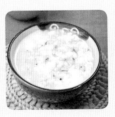
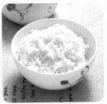

荞麦面条　　　　小米粥　　　　薏米粥　　　　二米饭

全谷物口感粗糙，和净白米面按照1∶3的比例搭配比较适宜。小米、糙米、燕麦、黑米或薏米，和大米做成二米饭，还可以加入葡萄干、大枣等提升口感。

❀ 单手加法

第 1 节
1+1=2

左手拇指弯曲一下伸直，同时在心里默念"1"，接着食指弯曲一下伸直，同时在心里默念"+1"，然后这两指同时弯曲不动，心里默念"=2"。

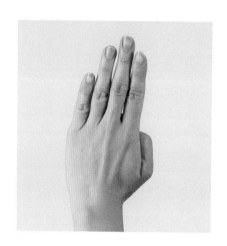

扫一扫，看视频

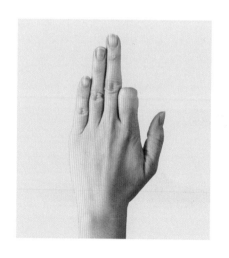

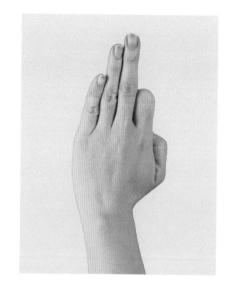

UP 升级练习

左手小指弯曲一下伸直，同时在心里默念"1"，接着拇指弯曲一下伸直，同时在心里默念"+1"，然后这两指同时弯曲不动，心里默念"=2"。

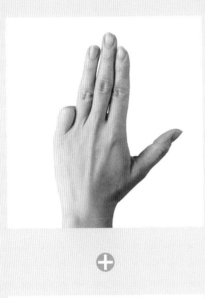

➕

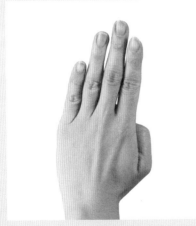

➖

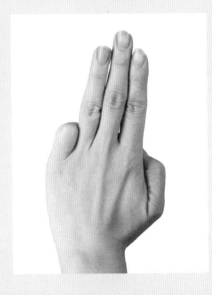

左手拇指和食指同时弯曲一下伸直，在心里默念"2"，接着无名指和小指同时弯曲一下伸直，同时在心里默念"+2"，然后除拇指外其余四指同时弯曲不动，心里默念"=4"。

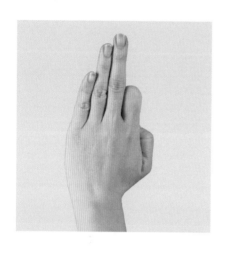

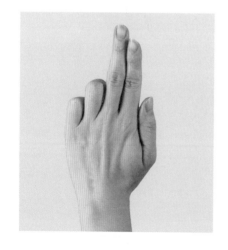

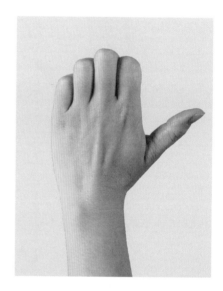

左手拇指和小指同时弯曲一下伸直，在心里默念"2"，接着食指和无名指同时弯曲一下伸直，同时在心里默念"+2"，然后除食指外其余四指同时弯曲不动，心里默念"=4"。

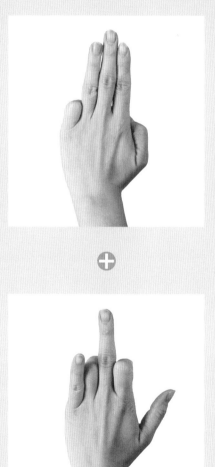

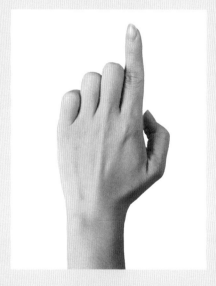

左手食指、中指、无名指、小指同时弯曲一下伸直，在心里默念"4"，接着拇指弯曲一下伸直，同时在心里默念"+1"，然后五指同时弯曲不动，心里默念"=5"。

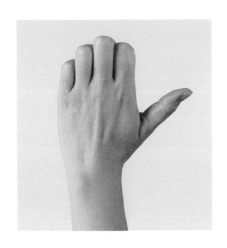

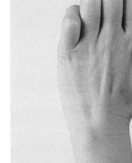

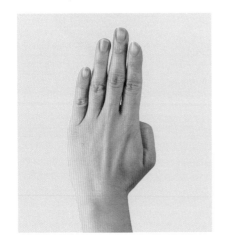

左手拇指、中指、无名指、小指同时弯曲一下伸直，在心里默念"4"，接着食指弯曲一下伸直，同时在心里默念"+1"，然后五指同时弯曲不动，心里默念"=5"。

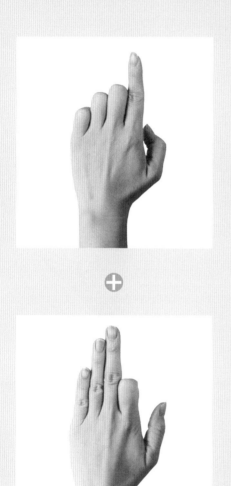

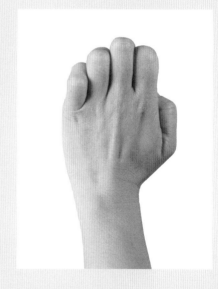

☼ 单手减法

第 1 节
5-1=4

　　左手五指同时弯曲一下伸直，在心里默念"5"，接着拇指弯曲一下伸直，同时在心里默念"-1"，然后除拇指外其余四指弯曲不动，心里默念"=4"。

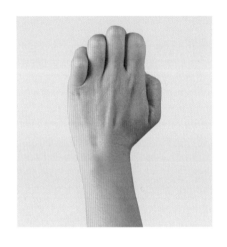

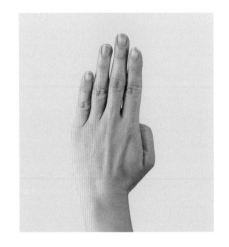

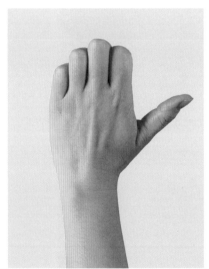

左手五指同时弯曲一下伸直，在心里默念"5"，接着食指弯曲一下伸直，同时在心里默念"–1"，然后除食指外其余四指弯曲不动，心里默念"=4"。

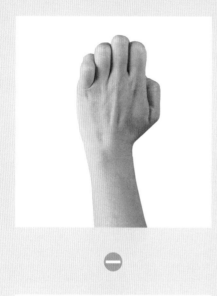

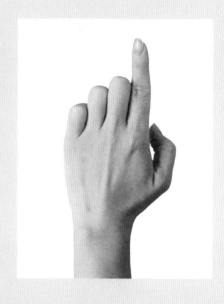

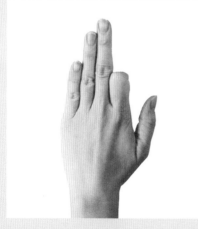

左手食指、中指、无名指、小指同时弯曲一下伸直，在心里默念"4"，接着无名指、小指同时弯曲一下伸直，在心里默念"−2"，然后拇指和食指弯曲不动，心里默念"=2"。

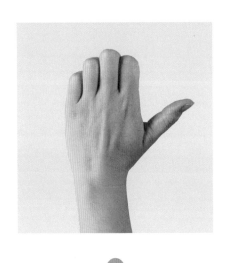

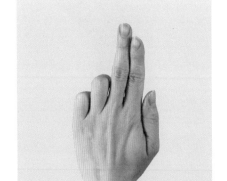

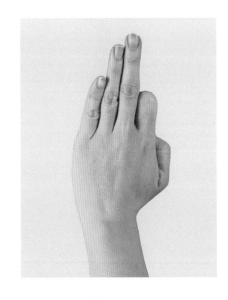

左手拇指、中指、无名指、小指同时弯曲一下伸直，在心里默念"4"，接着中指、无名指同时弯曲一下伸直，在心里默念"–2"， 然后拇指和小指弯曲不动，心里默念"=2"。

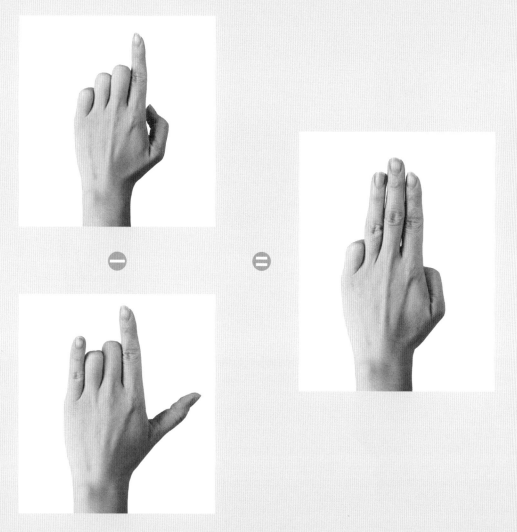

第 3 节
2-1=1

左手拇指、食指同时弯曲一下伸直，在心里默念"2"，接着拇指弯曲一下伸直，在心里默念"–1"，然后食指弯曲不动，心里默念"=1"。

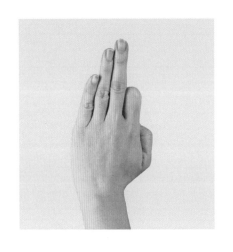

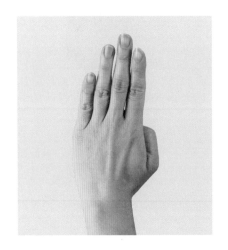

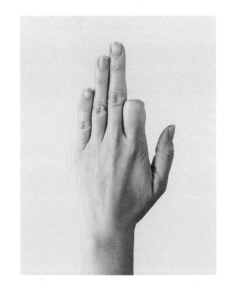

小贴士

左手加减法的动作学会后，右手参照练习。

左手拇指、小指同时弯曲一下伸直，在心里默念"2"，接着拇指弯曲一下伸直，在心里默念"-1"，然后小指弯曲不动，心里默念"=1"。

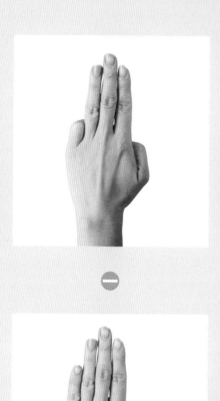

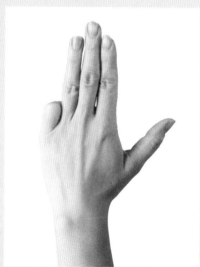

双手加减法，
锻炼两脑半球，预防脑卒中

　　老年复健活动中有一项分豆子，就是把混在一起的多种颜色的豆子分开，这不仅是锻炼大脑的辨别能力，也是通过增加手部运动活化大脑细胞。而研究显示，加入需要脑力运算的手指操，对于锻炼大脑、防止衰老的效果更显著。所以，日常生活中可以培养手工、绘画、乐器等爱好，一边思考一边运用手部技能，让大脑保持青春。

◦ 双手加法

第 1 节
1+1=2

双手伸直。左手拇指和右手小指同时弯曲一下伸直，在心里默念"1"，接着右手拇指和左手小指同时弯曲一下伸直，在心里默念"+1"，然后左手的拇指和小指与右手的食指和无名指同时弯曲不动，心里默念"=2"。

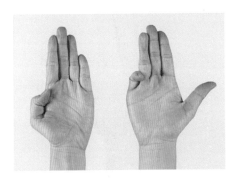

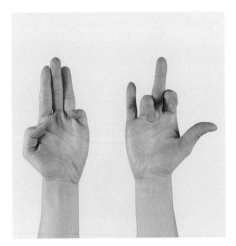

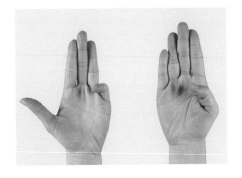

动作指导

不弯曲的手指尽量保持伸直不动。

双手伸直。左手拇指、小指和右手食指、无名指同时弯曲一下伸直，在心里默念"2"，接着右手拇指、小指和左手食指、无名指同时弯曲一下伸直，在心里默念"+2"，然后双手除中指外其余手指弯曲不动，心里默念"=4"。

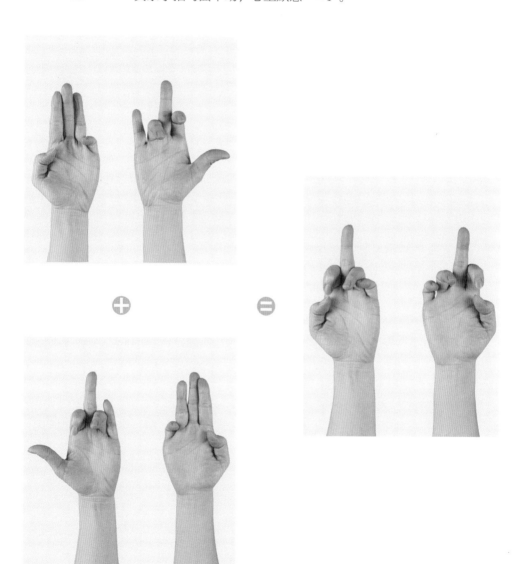

双手手指弯曲一下，除拇指外其余手指伸直，在心里默念
"4"，接着伸直拇指，中指弯曲一下伸直，在心里默念"+1"，然
后双手五指弯曲不动，心里默念"=5"。

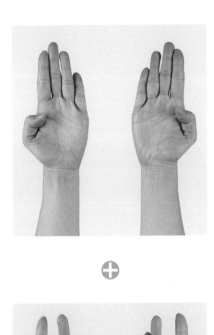

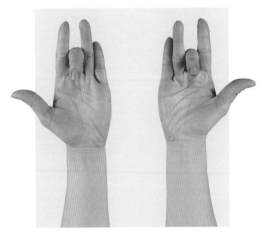

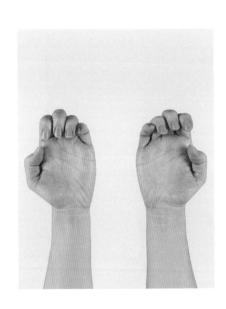

☼ 双手减法

第 1 节
5-1=4

双手五指同时弯曲一下伸直，心里默念"5"，接着中指同时弯曲一下伸直，心里默念"-1"，然后双手除中指外其他手指弯曲保持不动，心里默念"=4"。

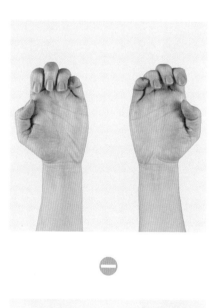

扫一扫，看视频

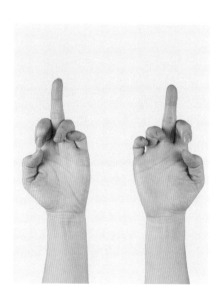

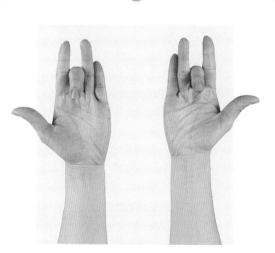

双手除中指外其他手指弯曲一下伸直，心里默念"4"，接着左手拇指、小指和右手食指、无名指同时弯曲，心里默念"-2"，然后右手食指、无名指和左手拇指、小指弯曲保持不动，心里默念"=2"。

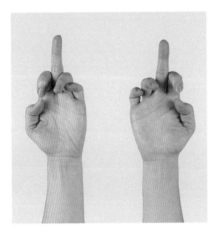

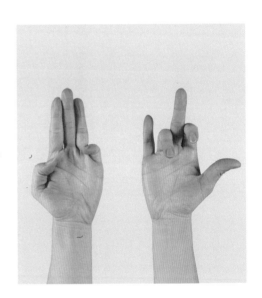

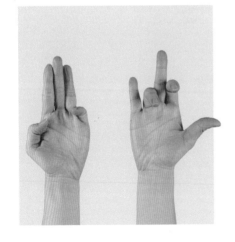

右手拇指、小指和左手食指、无名指同时弯曲一下伸直，心里默念"2"，接着双手中指同时弯曲一下伸直，再弯曲保持不动，心里默念"-1=1"。

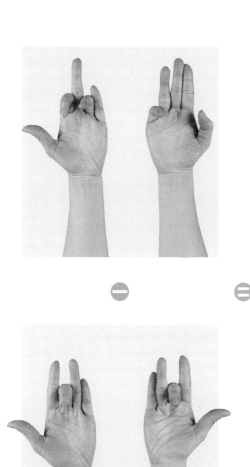

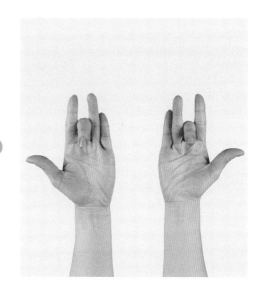

UP 升级练习

基本的双手加减法练习熟练后，可以增加难度，参照基本加减法的运动方法做灵活的数字运算，调动手指的协调性，开发大脑，让大脑保持年轻态。

灵活运算公式：

1+2=3   1+3=4   2+3=5   5-2=3   4-3=1

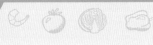

活化大脑 营养师指南

大豆卵磷脂——天然脑黄金

◎ **健脑益智**

大豆卵磷脂可为大脑神经细胞提供充足的养料，使脑神经之间的信息传递速度加快，从而提高大脑活力，消除大脑疲劳，健脑益智。与此同时，大豆卵磷脂还能修复受损伤的脑细胞，维持大脑神经细胞的正常功能，并增强大脑神经系统功能，有效预防老年痴呆症。

此外，大豆卵磷脂可以促进大脑神经系统与脑容积的增长、发育，是孕妈妈必不可少的营养，对促进胎儿的脑细胞正常发育有重要意义。

◎ **延缓衰老**

大豆卵磷脂还是人体细胞膜的主要组成成分，可保持细胞膜年轻化，增加细胞活性，延缓人体衰老。

保护脑血管

大豆卵磷脂可清除附着在血管壁上的胆固醇，降低血液中的胆固醇和脂肪含量，从而降低血液黏稠度、增进血液循环、改善血清脂质、清除过氧化物，进而防治脑血栓、脑出血、动脉硬化等疾病。

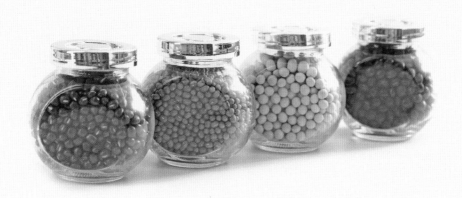

大豆不单指黄豆，还包括黑豆、青豆等。杂豆是指扁豆、绿豆、红豆、豌豆、芸豆、鹰嘴豆等。卵磷脂在蛋黄和动物肝脏中含量也较多，可是从减少胆固醇摄入量的角度看，动物肝脏和蛋黄中胆固醇含量较高，而饮用豆浆和进食豆类制品则既可以获取卵磷脂又不会增加胆固醇的摄入量。

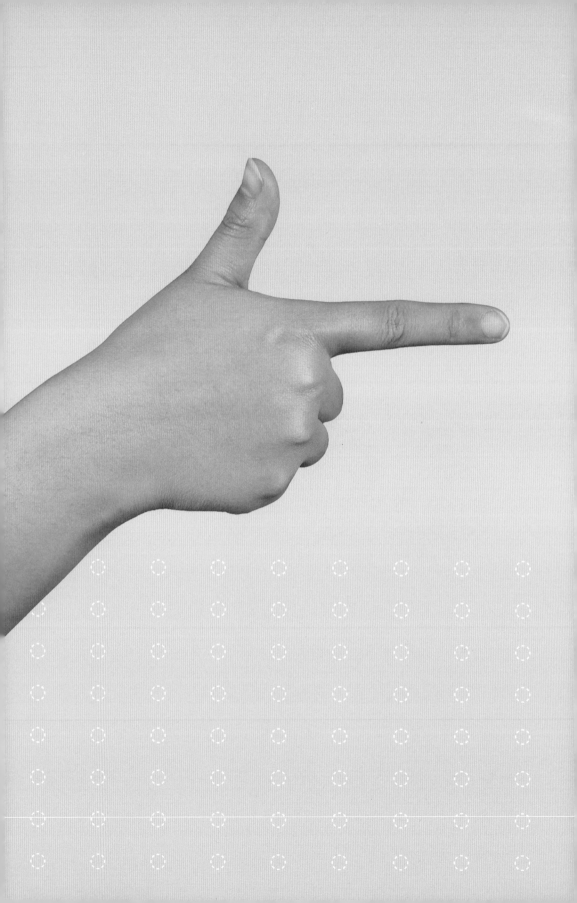

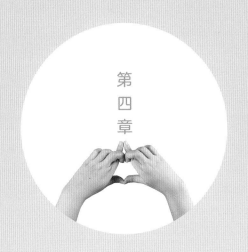

第
四
章

趣味游戏手指操

放松心态，活化大脑细胞

好心态是长寿的不二法宝

百病生于气

中医认为"怒则气上，喜则气缓，悲则气消，恐则气下，惊则气乱，思则气结"，因此有"百病生于气"的说法。

比如心烦意乱、焦虑不安、精神紧张时，平时很熟悉的事情做起来也会出差错；如果思虑过度、心情沮丧，就会头痛、失眠、心悸，甚至抑郁寡欢、精神失常；老年人在心情不佳时，即使吃的是山珍海味，也会觉得索然无味。这些都说明，"情绪"对人的心理、生活、学习和工作都有非常重要的意义。情绪不良，人就不可能拥有真正的健康。

《素问·上古天真论》中说："恬惔虚无，真气从之，精神内守，病安从来。"也就是说开心、喜悦的良好情绪，有助于气血调和、畅达，是有益于养生保健和健康长寿的。

不以物喜，不以己悲

人非草木，孰能无情。但激烈或持久的情绪变化，超过人体的承受能力，就会造成体内气机失调，内脏功能紊乱，引起疾病。《素问·阴阳应象大论》讲："怒伤肝，喜伤心，思伤脾，忧伤肺，恐伤肾。"可见，情绪与人体健康的密切关系。因此，七情不能过，最好能做到不以物喜，不以己悲。

现代研究也证实，心理因素对机体健康有明显影响。性格急躁的人群比性格平静的人群患高血压和冠心病的概率高。心胸豁达、性格乐观的人，神经内分泌调节系统处于最佳的水平，免疫功能也处于正常状态，生病的概率小。

好情绪是健康长寿之本。情绪好的人不仅很少生病，而且有利于疾病的痊愈，更有利于健康长寿。在日常生活中要做到随遇而安、顺其自然，学会在生活中寻找自己的乐趣，这样就能知足心安。

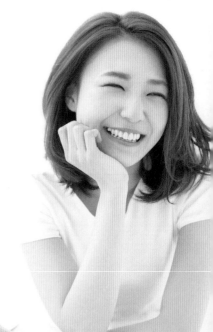

心静神安，老而不衰

◎ 时刻警惕"退休综合征"

老年人退休后，其社会角色也发生了相应的变化，如生活环境、社会地位、经济收入等的转变，都给老年人造成了极大的心理落差。一些老年人很容易一时之间难以接受现实，而产生自卑感以及失落感，表现出忧郁、意志消沉、情绪不稳定等，身体也远不如上班时好了。

轻者，浑身上下不舒服，头晕眼花，晚上睡不好觉，夜里噩梦不断；重者，有的患了高血压、心脏病、前列腺肥大、胃窦炎等病症，这被称为"退休综合征"。

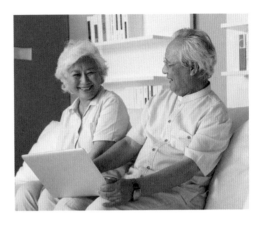

宠辱不惊，闲看庭前花开花落；去留无意，漫随天外云卷云舒。让我们都争取走入这一境界，恬淡虚无，心宁，心静，健健康康度一生。

◎ 游戏手指操更适合现代人清心入静

"恬惔虚无"的精神修养，不是天生就有的，《素问·上古天真论》讲："上古有真人者，提携天地，把握阴阳，呼吸精气，独立守神，肌肉若一，故能寿敝天地，无有终时。"意思是说，或静坐，或站桩，清心入静，排除杂念，体会体内气血运行的变化，久而久之则气血充沛，五脏安和，形神健旺，自然长寿。

但是现代人很难有天时地利的环境静坐、站桩，此时学会一套趣味游戏手指操就简单多了。手指操对于环境的要求没有那么苛刻，不必要求山清水秀、仙气缭绕，也不过于要求静谧无干扰，只要选择一个相对舒适、安静的环境就好。可能窗外雾霾严重、广场舞大妈载歌载舞，并不妨碍你关好门窗摒除嘈杂，一个人自娱自乐，或两个人配合娱乐。

剪子包袱锤

日常生活中做选择、论输赢常用"剪子包袱锤"做判断，当把它变成一种手指操的时候，会融合进去锻炼技巧，同时练习的时候要一边念出声一边摆手势。

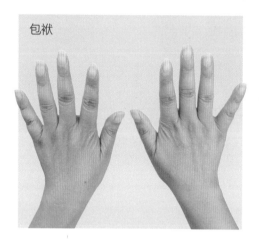

包袱

扫一扫，看视频

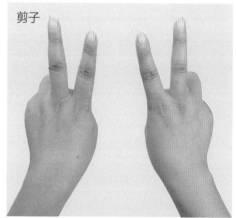

剪子

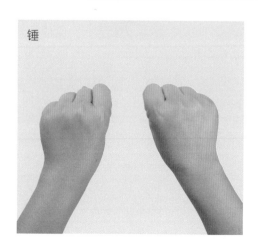

锤

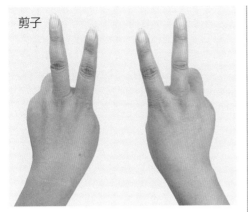

剪子

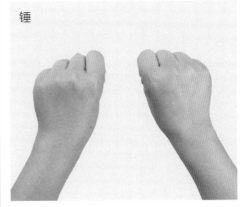

锤

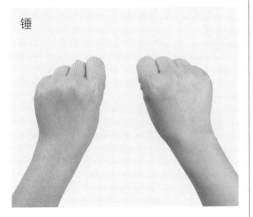

锤

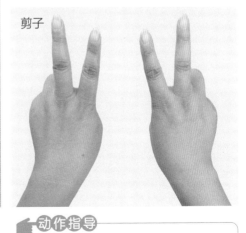

包袱

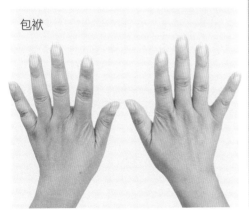

包袱

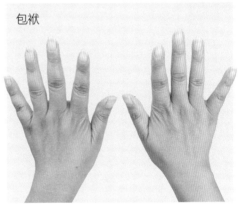

剪子

双手按照"包袱、剪子、锤""剪子、锤、包袱""锤、包袱、剪子"的顺序来同时做手势练习。

动作指导

做"锤"的姿势时要握紧拳；做"剪子"的姿势时两根手指尽量伸直张开；做"包袱"的姿势时，五指彻底张开。

左右手分别做出不同的姿势，如左手"包袱、锤、剪子"，右手"锤、剪子、包袱"。然后，左手"锤、剪子、包袱"，右手"剪子、包袱、锤"。

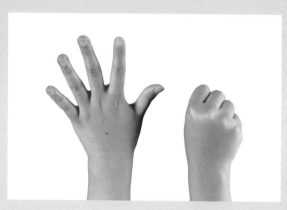

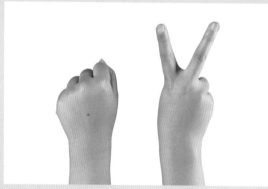

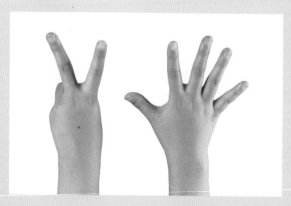

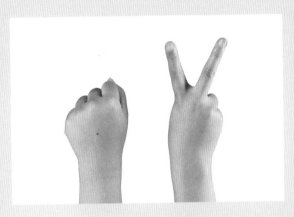

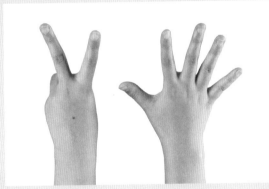

小贴士

两个人玩游戏时，可以一个人发号施令，另一个人做出相应手势。

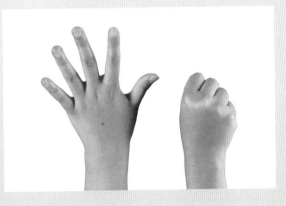

双人猜拳游戏

两人玩"包袱、剪子、锤"游戏，加入判断输赢结果的动作，更需要大脑做出快速判断，对刺激大脑非常有效。

两人同时做出猜拳动作，迅速判断输赢，然后赢的一方用手比出"○"，输的一方用手比出"×"，动作相同时比"♡"。一边做动作一边有节奏地说"剪子、包袱、锤！圈圈，叉叉"。

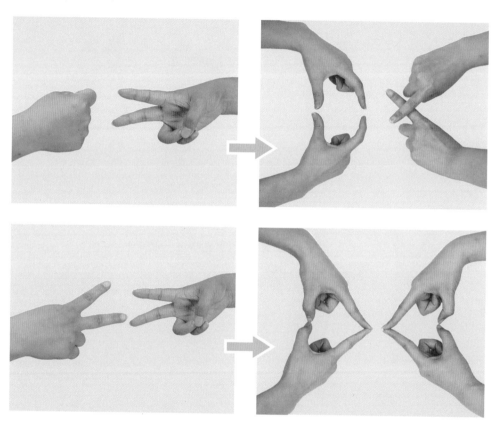

小贴士

猜拳的动作要连续，做错动作的一方算输，可以接受一些小惩罚。

动作指导

玩过几局后可以改变输赢的手势方式，输的比"○"，赢的比"×"，动作相同时比"×"，打破大脑的思维模式，增强对大脑的刺激。

歌谣猜拳游戏

这是一组对节奏配合、大脑迅速做出判断，要求更高的游戏动作。一边念歌谣一边配合手指动作，能迅速调动大脑细胞，高度集中精神，更能充分活跃大脑，让大脑充满年轻活力。

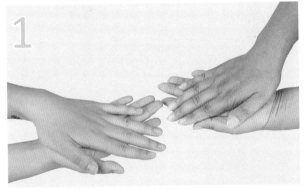

歌谣：猜猜拳呀
动作：自己拍手

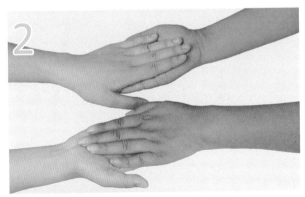

歌谣：猜猜拳呀
动作：互相拍手

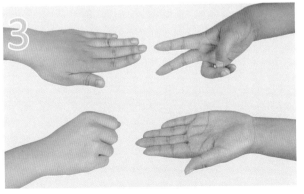

歌谣：嘿
动作：出拳

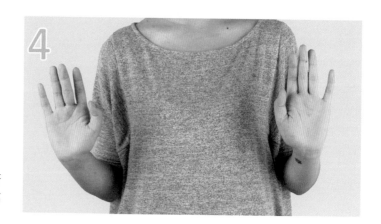

歌谣：我赢了呀
动作：双手抬高

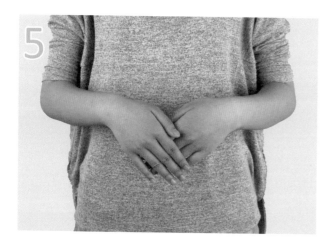

动作指导

猜拳时一定要跟上节
奏，迅速做出动作，先
不要考虑输赢，主要锻
炼大脑反应速度。

歌谣：我输了呀
动作：双手交叉

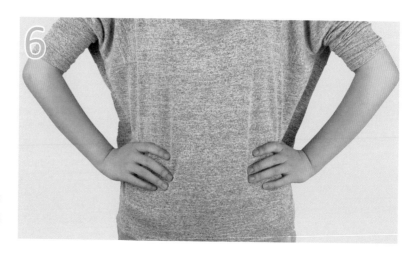

歌谣：打平手呀
动作：双手叉腰

颠纸球

拿一个乒乓球拍（或者纸扇、硬纸板等），上下、翻转颠纸球，让纸球保持在拍面上活动，不能掉到地上。因为纸球比较轻，需要大脑集中精神控制手上的力度，而且纸球需要自己折叠，又可以通过锻炼手指来健脑防衰。

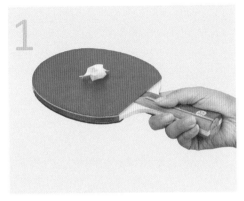

把纸球放在拍面

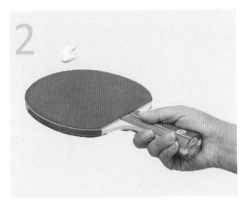

向上颠起纸球

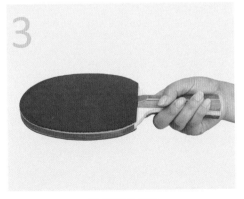

迅速翻转拍面

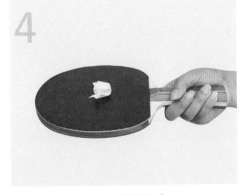

接住下落的纸球

> **动作指导**
>
> 用右手颠完后换左手颠，增加控制难度。反之亦然。

叠纸球步骤如下

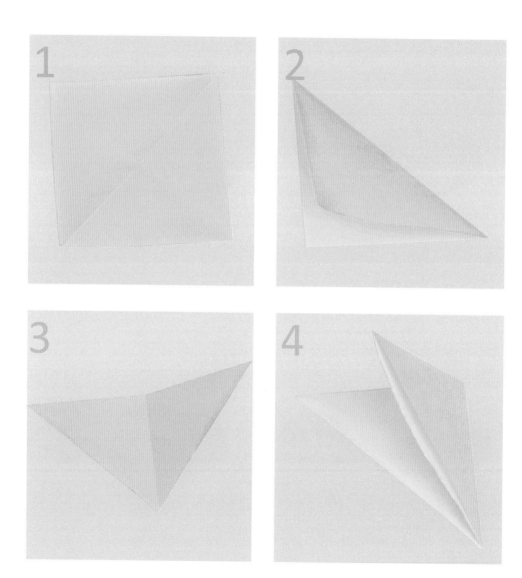

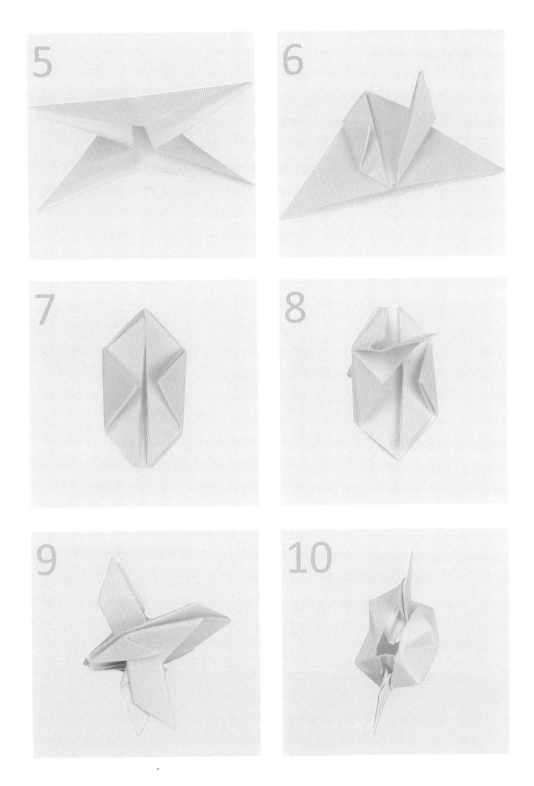

折叠书签

　　找一张两面不同颜色的纸，裁成 1~2 厘米宽条，长度随意。按照下图中教的方法折叠，制作成书签。虽然动作看起来比较简单，但是需要双手配合，灵活运用十指。

小贴士

如果找不到双色的两面纸，也可以买折五星的彩纸，贴在一起使用。

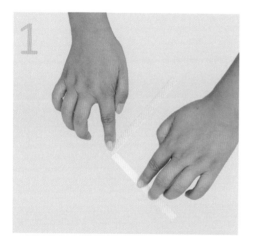

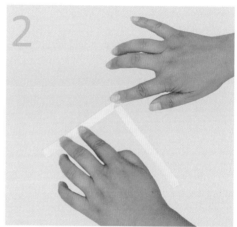

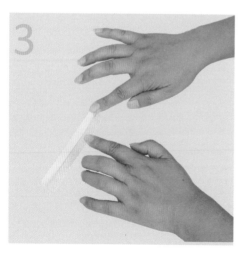

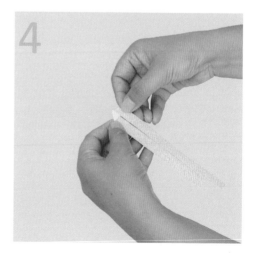

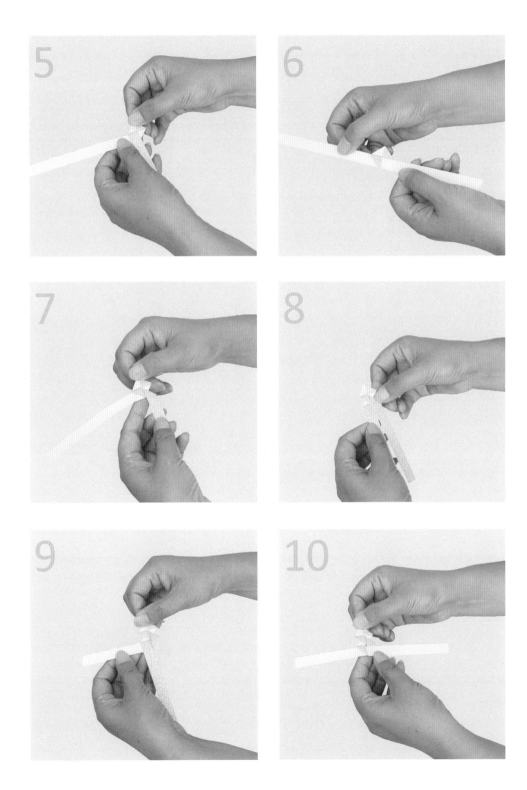

手指小动物

　　用手指编出小动物，可以考验大脑的观察、思考、模仿能力。先按照步骤图一步步完成动物形象，掌握方法后，通过观察成品动物姿势，自己模仿出动物手势。

青蛙

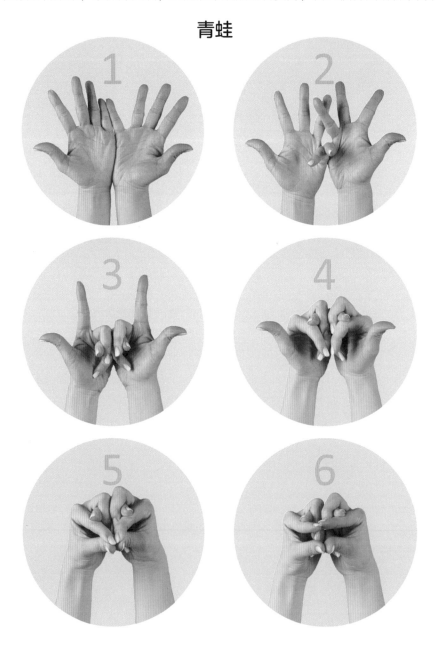

蝴蝶

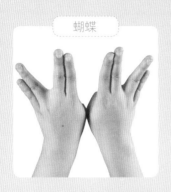

蜘蛛

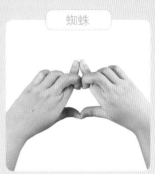

兔子

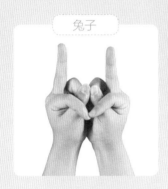

麻雀

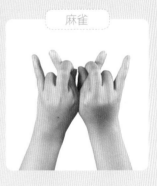

螃蟹

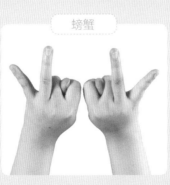

野猪

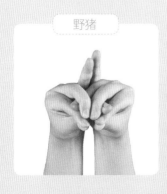

乌龟

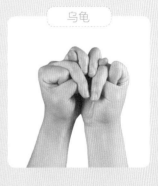

妙趣横生的手影

　　用手摆出各种造型，在灯光的照射下将影像投射在墙上，就会出现一些非常有趣的形象，这就是手影。手影，不仅可以作为活化大脑的锻炼操，也是陪孩子一起玩耍的亲子游戏。

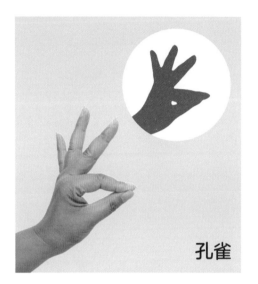

孔雀

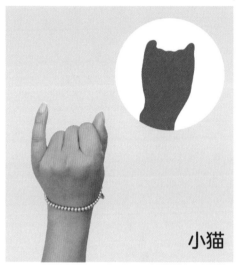

小猫

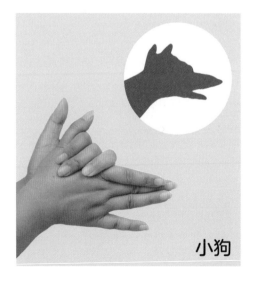

小狗

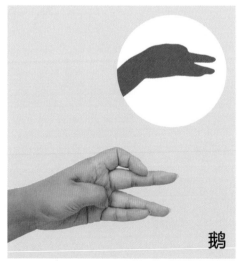

鹅

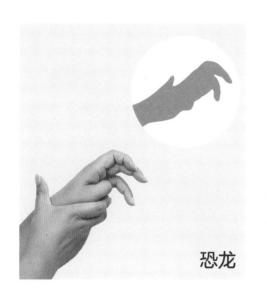

恐龙

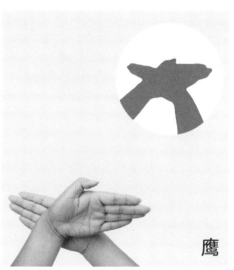

鹰

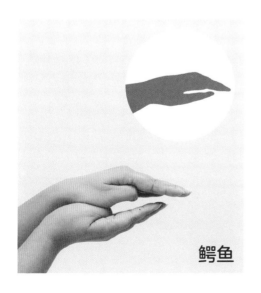

鳄鱼

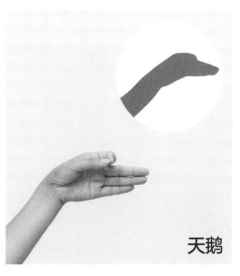

天鹅

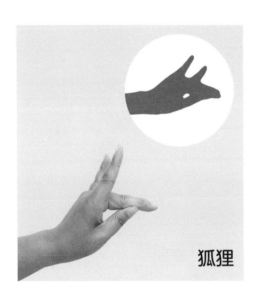

狐狸

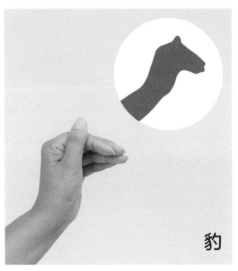

豹

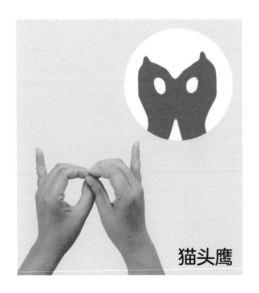

猫头鹰

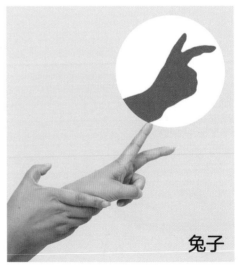

兔子

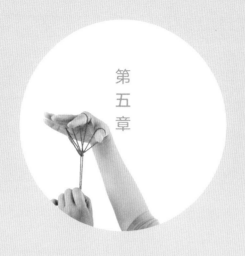

第五章

大脑快速充电手指操

预防阿尔茨海默病

换手拿筷子

大多数人习惯用右手拿筷子，也有人习惯用左手拿，练习时用不常用的那只手。准备一双筷子、两个托盘，把一个托盘里的小物件夹起，运送到另一个托盘中。练习次数根据自己的兴趣而定。

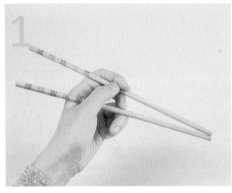

用正确的手势拿筷子，先练习简单的开合

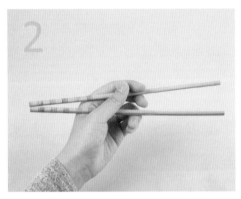

先从容易夹起的东西练习，慢慢提升难度

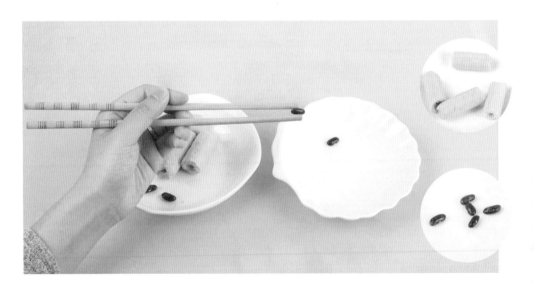

小物件可选豆子、螺旋意面、豆腐、魔芋、玻璃弹珠等。

 动作指导

用不常用的手拿筷子夹东西，既能锻炼专注力，同时有助于平和心态。

换手按计算器

用不惯用的手按计算器，从简单地按数字到运算应用，有助于促进大脑的血流量，预防阿尔茨海默病。

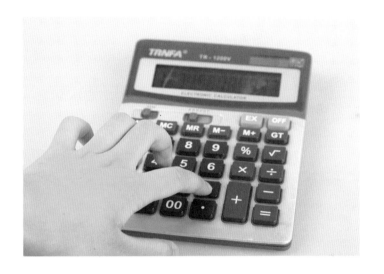

1

练习按数字，可以按照 1、2、3……100 的顺序，也可以参照看到的任意数字练习，如手机号、台历日期等。

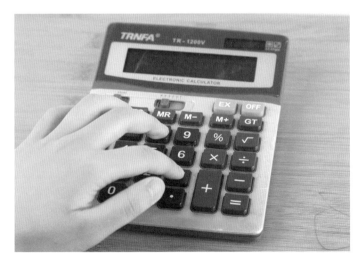

2

练习 1+2+3+……+ 100 运算。

动作指导

按计算器时不要只用某一根手指，五指随意轮换使用，以按得准确为基础，慢慢提速。

换手敲键盘打字

每天用电脑工作，也是一种锻炼手指健脑的好方法。五指打字时无名指和小指相对使用频率会低一些，利用这两根手指敲键盘打字，有助于增加大脑供血，使脑细胞获得充分的氧和养分，从而有益大脑健康。

敲键盘打字的时候，尽量放松双肩，手指随意活动几分钟做做热身，然后用无名指和小指的指腹去敲键盘。打字时可以参考自己喜欢的诗歌、文选，也可以在不忙的时候用这两根手指工作。

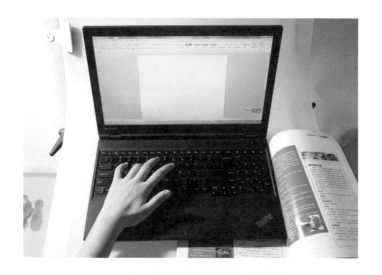

1

单手练习。

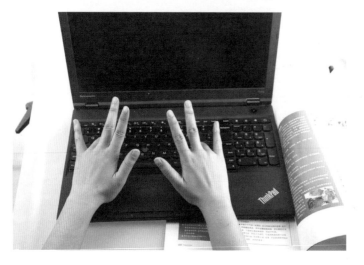

2

双手同时练习。

逆向写字

身体的行为习惯会让大脑形成自己的记忆习惯，如果打破大脑的固有习惯，会让人心理上有不舒服的感觉，行动上也会受到限制，但是这种"打破"却能让大脑全面活跃起来，保持年轻的状态。

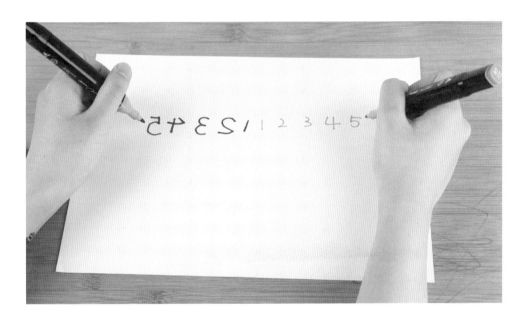

先选一些笔画简单的数字练习，等习惯后可以增加难度；选择笔画由简单到复杂的字，如七上八下、一帆风顺。

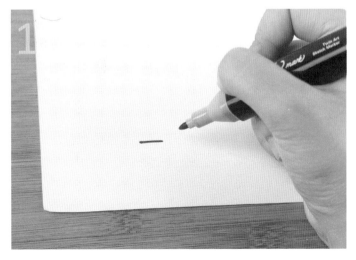

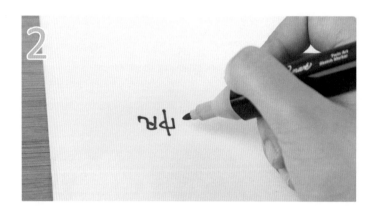

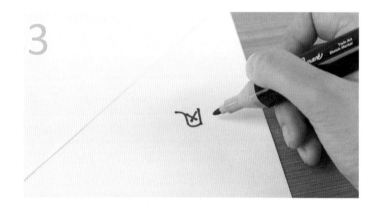

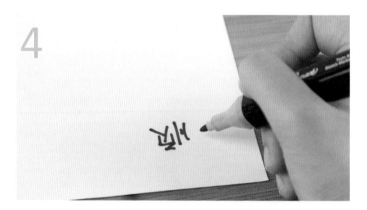

📣 动作指导

刚开始练习时不用太在意美感，但是要做到横平竖直，不要写错笔画。左右手交换练习，呈现镜像数字。

左手画方形，右手画三角形

左右手同步动作，分别画出不同的形状，是在练习大脑对左右手的平衡控制，增进左右脑的相互协调关系，活跃大脑细胞。

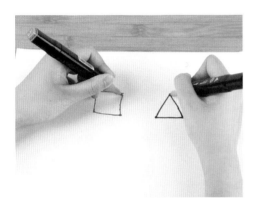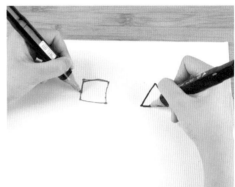

刚开始练习时，可以先在纸上画好相应的图形，然后双手描边完成

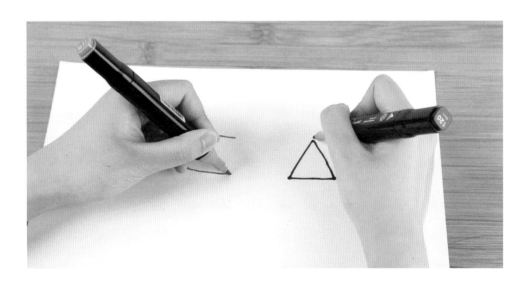

熟练后，可以直接在纸上画△、□、○等不同形状组合图。画完以后多描几遍。

动作指导

最开始左右手不能同步完成画图也不要着急，慢慢练习后达到同步流畅完成就好。

拆装圆珠笔

小时候的淘气之举也可以成为一种有意思的手指操。可以选一个构造略复杂的圆珠笔，拆开后再按原样安装回去。这不仅需要手指灵活，也需要有一定的记忆力，增强锻炼大脑功效。

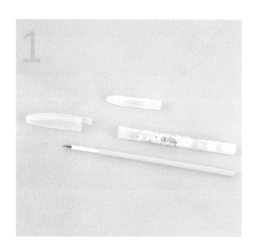

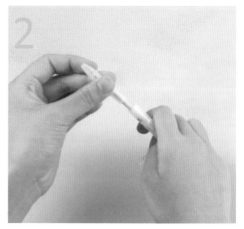

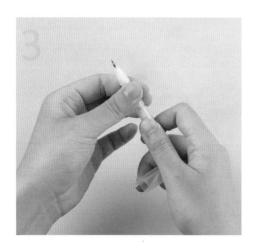

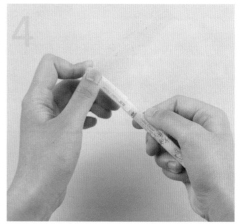

动作指导

拆装时，可以用秒表计时，挑战最短时间纪录。拆装单色圆珠笔比较简单，熟悉后可以加大难度，拆装双色或多色圆珠笔。

手串夹子

家里常用的夹子也是锻炼手指、刺激大脑的好道具。多收集一些家里闲置的夹子，通过两根手指来掌握平衡，将夹子尽可能长地连在一起。

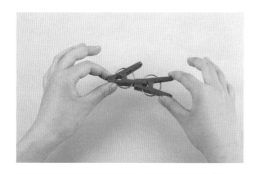

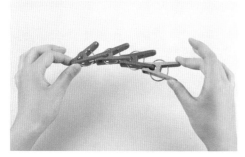

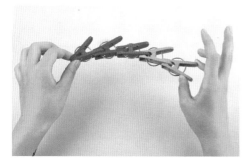

交替使用拇指和食指、拇指和中指、拇指和无名指、拇指和小指捏开夹子，首尾相连夹在一起。

UP 升级练习

可以活跃大脑，发散思维，用夹子摆出各种造型。

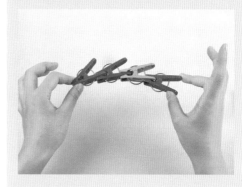

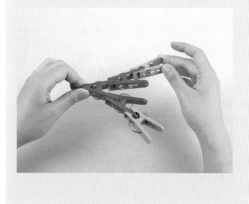

动作指导

当拇指与无名指和小指配合捏开夹子时，指尖要用力均匀，避免将夹子弹飞。

手编降落伞

　　编绳子是一项能让手指和大脑充分活动的游戏，不用太复杂，把"手编降落伞"练熟就有利于活化大脑。

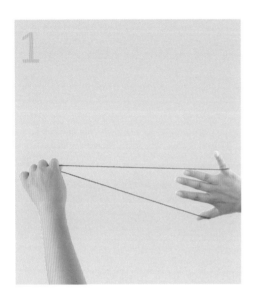

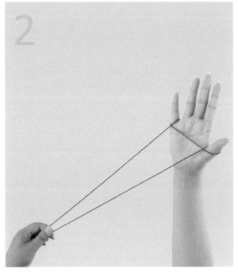

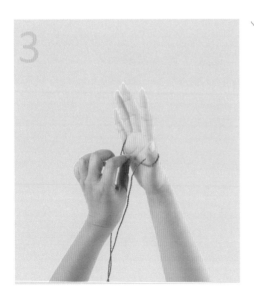

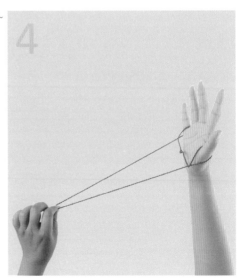

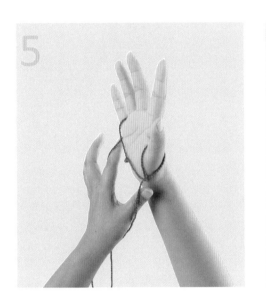

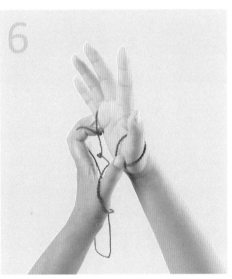

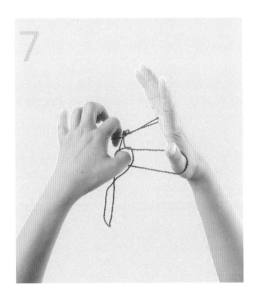

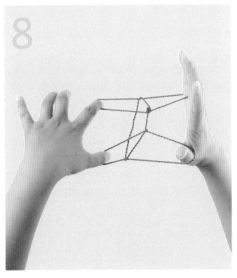

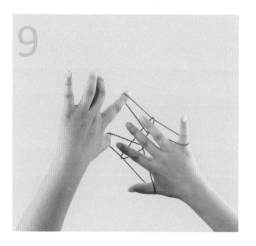

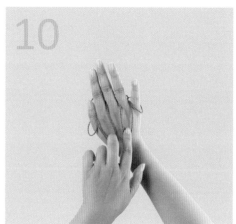

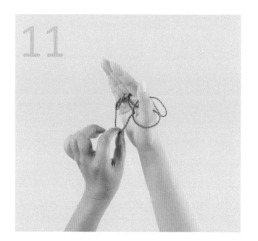

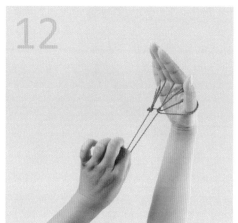

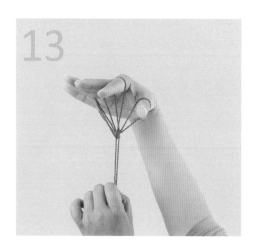

剪报纸

剪报纸并不仅限于报纸，生活中有很多可以利用的材料，比如超市或各大卖场经常发放的宣传单，上面有各种各样的图案，平时收集起来，每天花点时间，剪出里面图案的形状来锻炼注意力集中的能力。

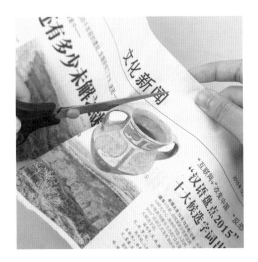
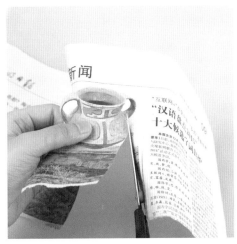
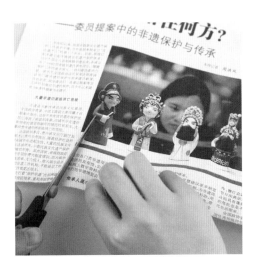
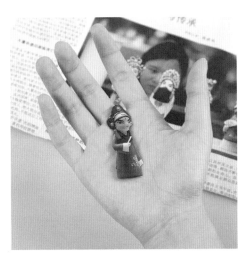

沿着边框将宣传单上的图片剪下来，越小、越精致的图片越难剪，也越能锻炼注意力，活跃大脑细胞。

移动橡皮筋

　　将橡皮筋套在拇指上，依次活动手指，把橡皮筋从拇指移动到小指，然后再移回到拇指。在移动的过程中，要避免橡皮筋中途掉下，一定是需要集中注意力的，这就要求在手指运动的同时大脑快速运转，促进脑部供血，活化脑细胞，让大脑时时保持更新状态。

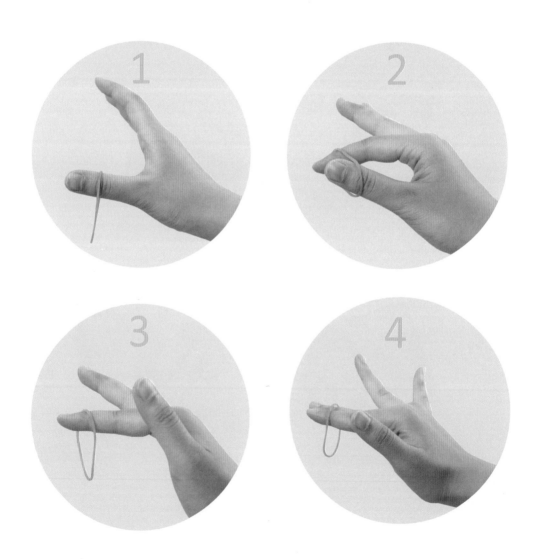

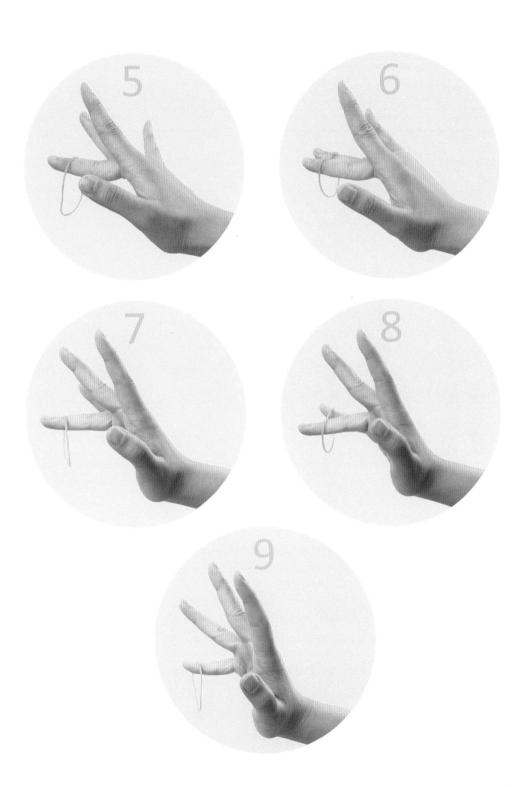

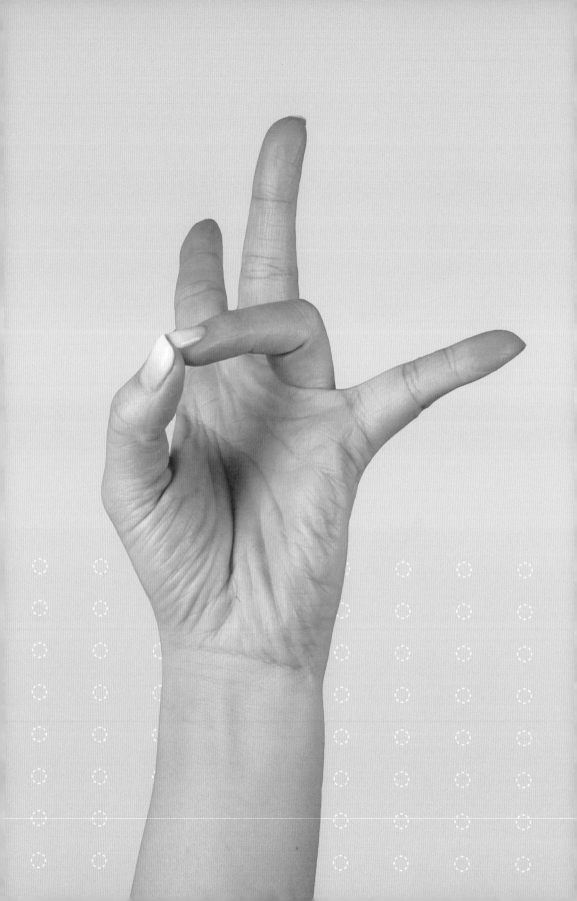

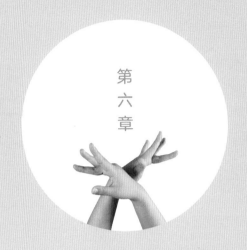

第
六
章

缓解脑疲劳手指操

释放大脑压力给身体充电

"韩信点兵"，
帮助大脑休息，改善失眠、健忘

大脑每天都在高速运转，就像一台运行的"电脑"，帮助身体处理各种"程序指令"，电脑需要关机休息，大脑也需要休息，但是大脑的休息并不等于停下来，而是改变工作内容。

大脑皮质有一百多亿个神经细胞，以不同的方式排列组合成多种功能区域，这一区域活动另一区域就休息，所以通过变换工作内容，可以使大脑不同的区域得到休息，这也是为什么周末在家睡两天觉不如去打一场球更让人神采奕奕。

因此，在工作或者学习中场休息的时候，做一套"韩信点兵"手指操，不仅有助于缓解因为运算、写作、讲话等活动导致的大脑疲劳，还能帮助提高记忆力，改善睡眠。

第 1 节 　　五指张开，右手拇指依次点食指 1 下，点无名指 2 下，点小指 3 下，点中指 4 下。换左手重复动作。

扫一扫，看视频

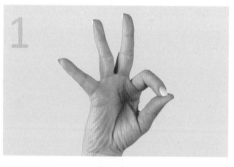

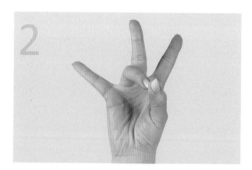

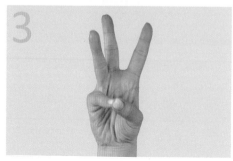

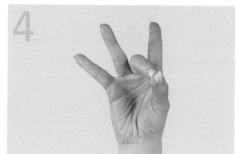

五指张开，左手拇指依次点食指第一指节 1 下，点无名指第一指节 2 下，点小指第一指节 3 下，点中指第一指节 4 下。换右手重复动作。

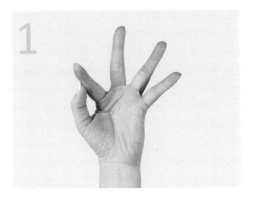

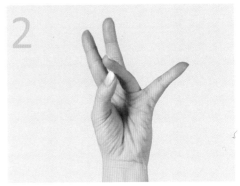

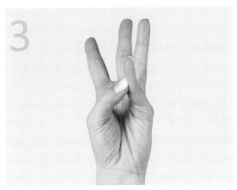

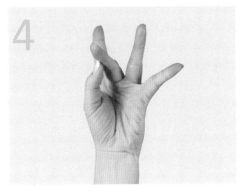

韩信点兵有个典故。秦朝末年，楚汉相争，韩信与楚王大将李锋苦战一场，击败楚军后回营，行至山坡忽有后军来报说"有楚军骑兵追来"，韩信到坡顶观望见来军不足五百骑，迅速清点己方士兵。

先命令士兵 3 人一排，结果多出 2 名；接着命令士兵 5 人一排，结果多出 3 名；又命令士兵 7 人一排，结果又多出 2 名，得出"我军有 1073 名勇士，以众击寡，一定能打败敌人。"因此，士兵们士气大振，更加敬佩韩信。韩信所运用的点兵方法，是运用了《孙子算经》中的算术方法。

然而，韩信点兵手指操，只是借用了韩信的名头，想象一下韩信在做运算时可能出现的计数手势。

第 3 节

五指张开，左手四指分别点左手拇指指尖，食指点 1 下，无名指点 2 下，小指点 3 下，中指点 4 下。换右手重复动作。

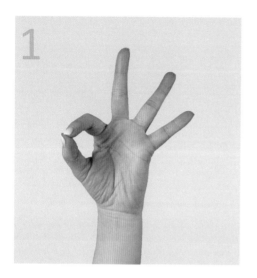

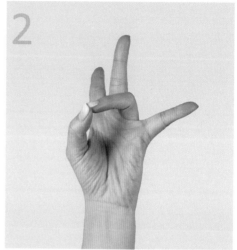

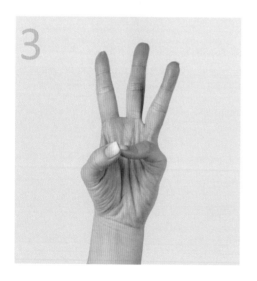

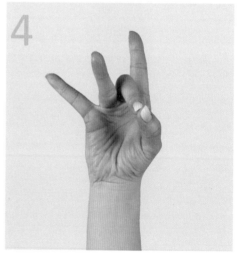

 此套动作重复练习 10~15 次。

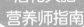

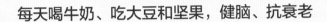

每天喝牛奶、吃大豆和坚果，健脑、抗衰老

☼ 牛奶中的好营养

蛋白质：优质的动物蛋白质，氨基酸组成接近人体需要，极易被人体消化吸收，为大脑补充养分。

钙：牛奶是人体获取钙的最好来源，在人体吸收利用率高，可预防骨质疏松，让身体保持年轻态。

☼ 大豆中的好营养

蛋白质：优质的植物蛋白质，可媲美动物蛋白，又不会升高血脂。

卵磷脂：健脑益智、延缓衰老、保护肝脏、预防心脑血管疾病。

大豆异黄酮：抗氧化、延缓衰老。

☼ 坚果中的好营养

不饱和脂肪酸：抗衰老，有效降低胆固醇。

钙、镁等矿物质：有益于支撑大脑神经系统的信息传达。

《中国居民平衡膳食宝塔》建议，每人每天摄取奶及奶制品 300 克，大豆类及坚果 30 ~ 50 克。

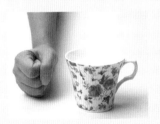

拳头粗、高的杯1杯牛奶 =100 毫升

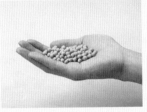

1 单手捧黄豆 =40 克

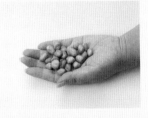

1 手掌心的花生米 =20 克

手指转圈圈，
缓解手指僵硬，给大脑放个假

虽然电脑打字有利于灵活手指，但是长时间打字姿势比较单一，很容易让手指、手腕僵硬。下面这套转圈圈的手指操不仅可以帮助疏通经络，缓解手指僵硬，同时运动过程中还有利于大脑放松。

第 1 节　　双手相对握拳，依次伸出左右手指转圈，先"前后"旋转 5 圈，再"后前"旋转 5 圈，旋转手指时不要互相碰触。

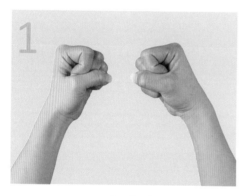

双手相对握拳

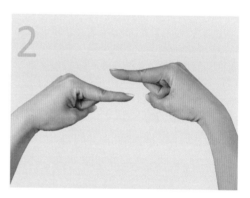

伸出两根食指转圈

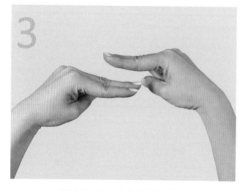

伸出食指、中指并拢转圈

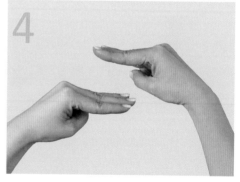

伸出食指、中指、无名指并拢转圈

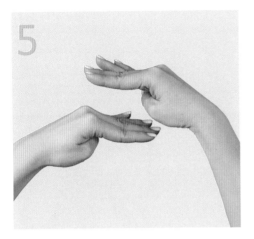

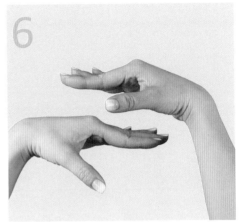

伸出食指、中指、无名指、小指并拢转圈　　　　　　　　　五指并拢转圈

动作指导

这是一套连续动作，所以在做下一个动作时要保持上一个动作手指姿势，不要断开。练习熟练后，可以凭记忆快速转动手指。

第2节　　　双手相对，五指张开，依次伸出左右手指，指腹互相碰触，不碰触的手指尽量保持伸直。

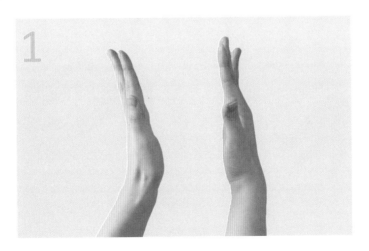

双手相对，五指张开

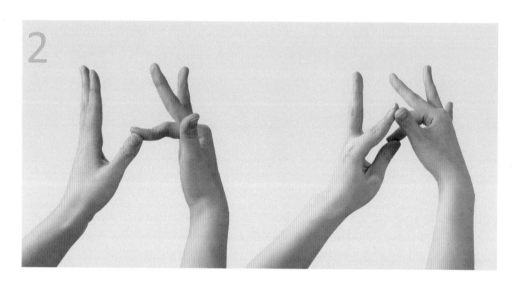

食指和拇指互相碰触

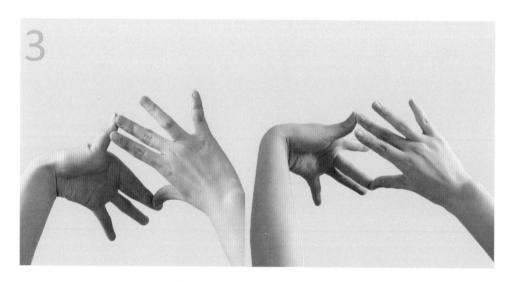

收回食指，中指和拇指互相碰触

4

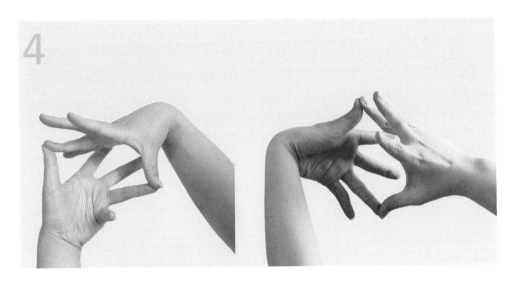

收回中指，无名指和拇指互相碰触

5

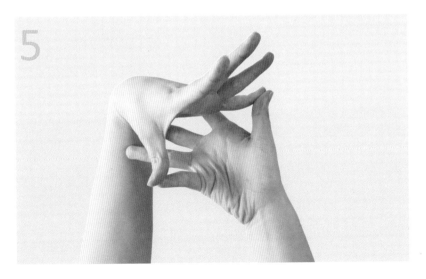

收回无名指，小指和拇指互相碰触

双手燕子飞，
加强大脑供血，提神醒脑

扫一扫，看视频

　　大脑供血不足时容易出现疲劳感。大脑体积只占人体的 2%，但它却需要全身血液供应总量的 20%，脑细胞要靠充足的血液供应来维持和活跃，这样才能进行正确的判断和正常的思维活动。所以，加强大脑供血，有助于放松精神，改善疲劳。

　　下面一组燕子飞的手指操，非常适合高强度工作、学习后练习，帮助给大脑"回血"，提神醒脑，提高下一阶段的工作、学习效率。重复练习 5 次。

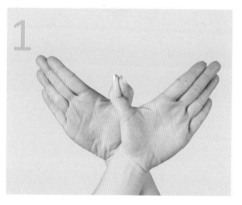

双手五指并拢掌心朝内，两拇指相勾，
呈燕子展翅飞的姿势

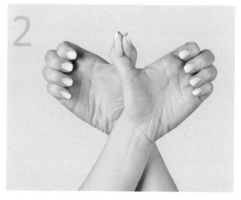

拇指不动，双手四指同时弯曲第二指节

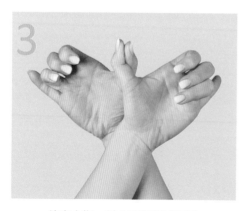

伸直小指，其余手指保持不动

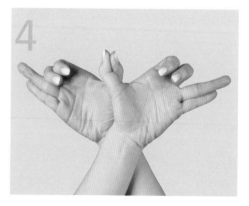

接着伸直无名指

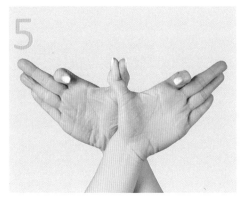

继续伸直中指

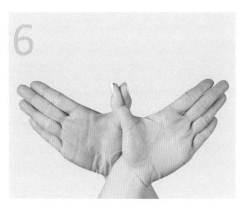

食指伸直，变成燕子展翅飞的姿势

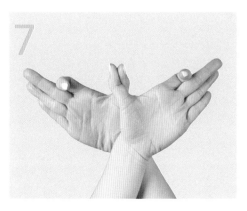

双手食指弯曲，其余手指保持不动

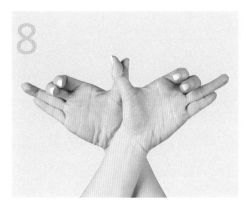

接着弯曲中指

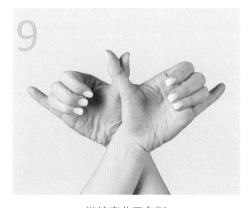

继续弯曲无名指

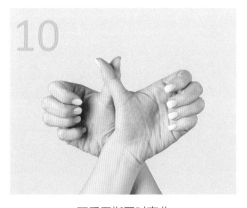

双手四指同时弯曲

学习日常手语

手语被视为第三种语言，随着时代的进步，手语也逐渐被广泛传播。学习日常简单的手语不仅能打开更广阔的交流空间，还有助于手脑协调，开发视觉思维能力，活跃全脑。

❀ 数字手语

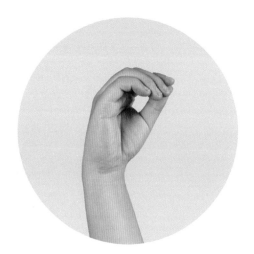

零（0）五指轻触，半握拳

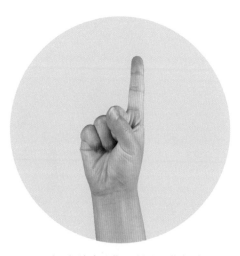

一（1）伸直食指，其余四指握拳

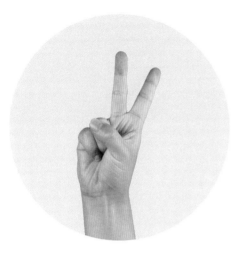

二（2）伸直食指、中指，其余三指握拳

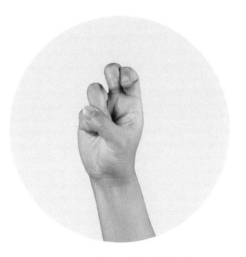

二十（20）食指和中指连续弯动两下

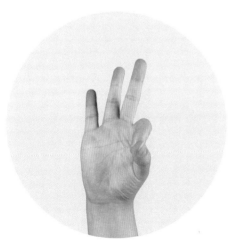

三（3）伸直中指、无名指、小指，
其余两指弯曲

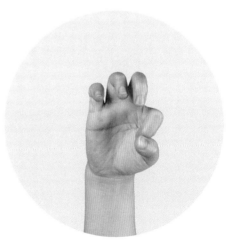

三十（30）中指、无名指、
小指连续弯动两下

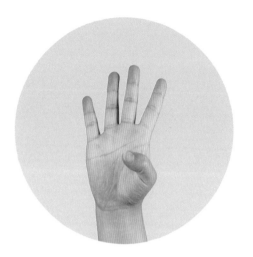

四（4）弯曲拇指，其余四指伸直

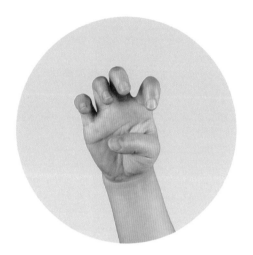

四十（40）食指、中指、无名指、
小指连续弯动两下

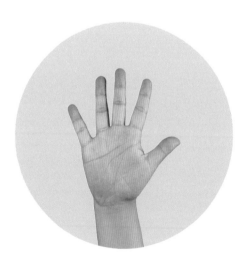

五（5）五指张开

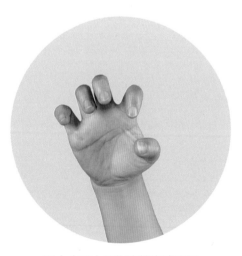

五十（50）五指连续弯动两下

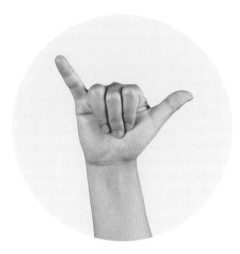

六（6）伸直拇指和小指，
中间三指弯曲

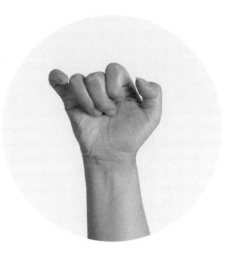

六十（60）拇指和小指
连续弯动两下

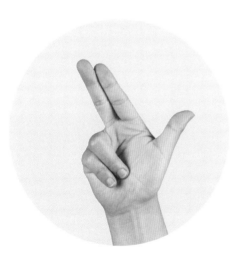

七（7）弯曲小指、无名指，
其余三指伸直

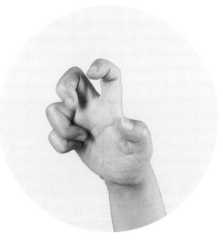

七十（70）拇指、食指、
中指连续弯动两下

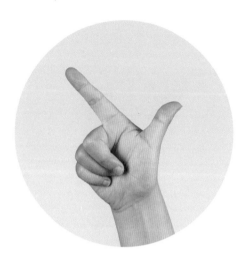

八（8）弯曲小指、无名指、中指，
其余二指伸直

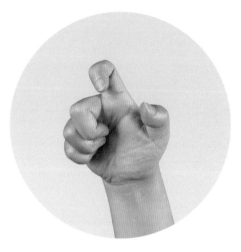

八十（80）拇指、食指连续弯动两下

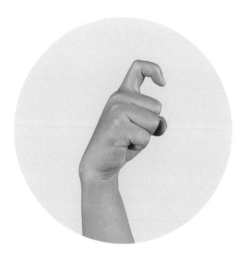

九（9）握拳，伸出食指弯曲

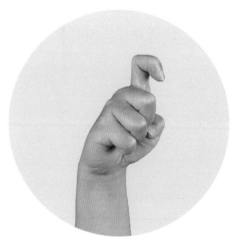

九十（90）食指弯曲并连续弯动两下

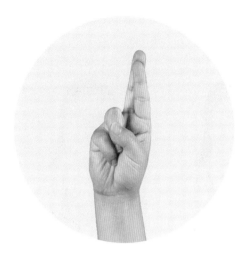

十（10）食指前中指后交叠，其余三指弯曲

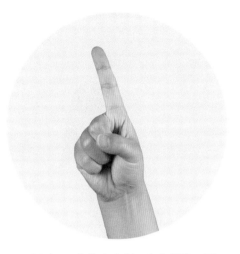

一百（100）伸出食指，左右摆动一下

◈ 问候手语

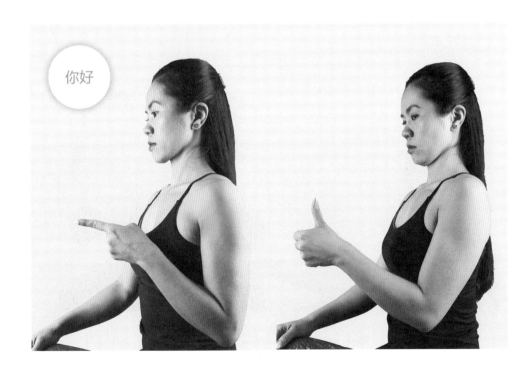

你好

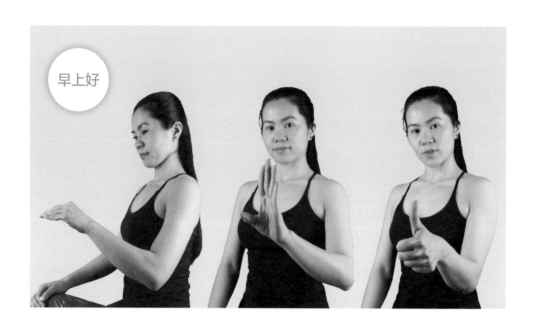

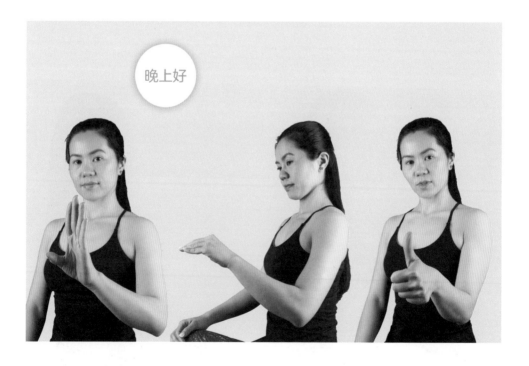

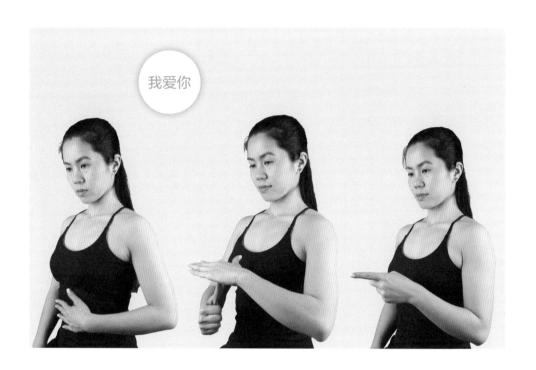

我爱你

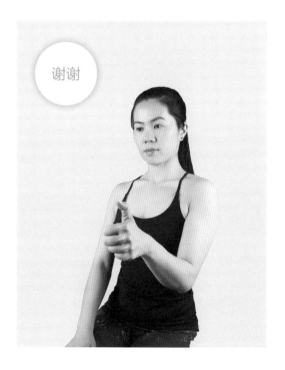

谢谢

❀ 字母手语

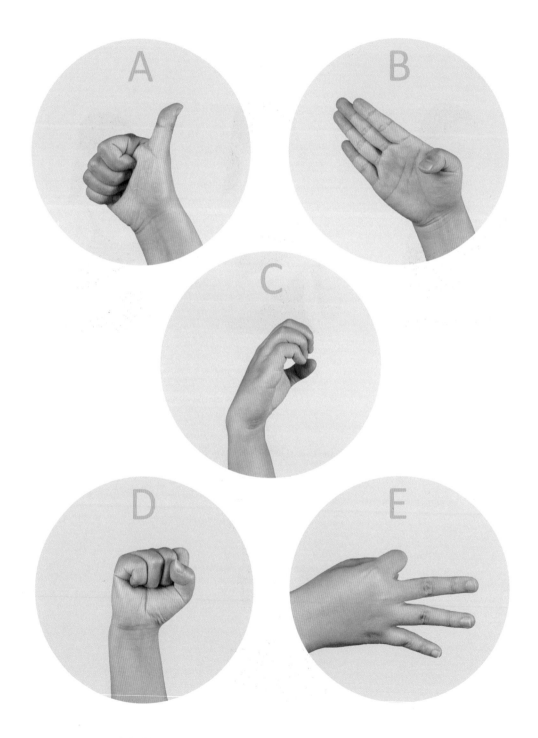

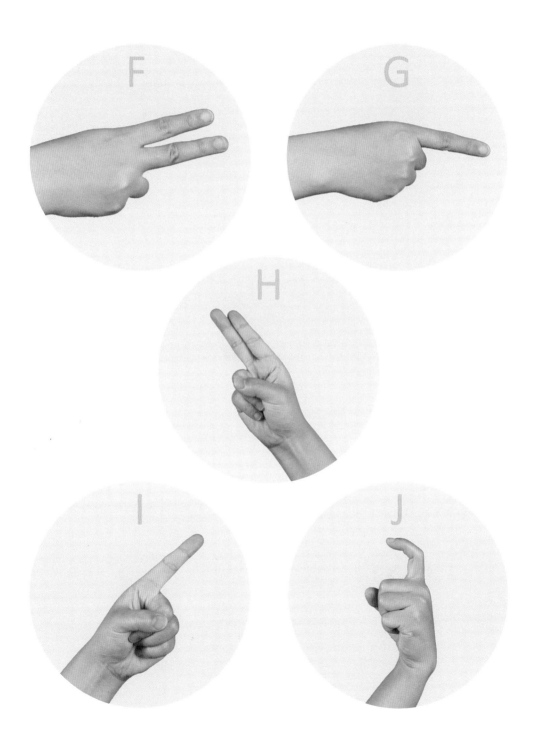

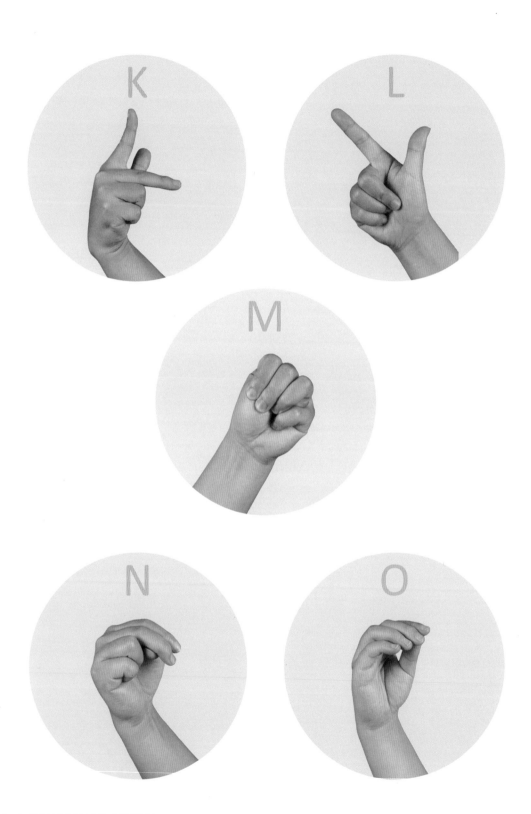

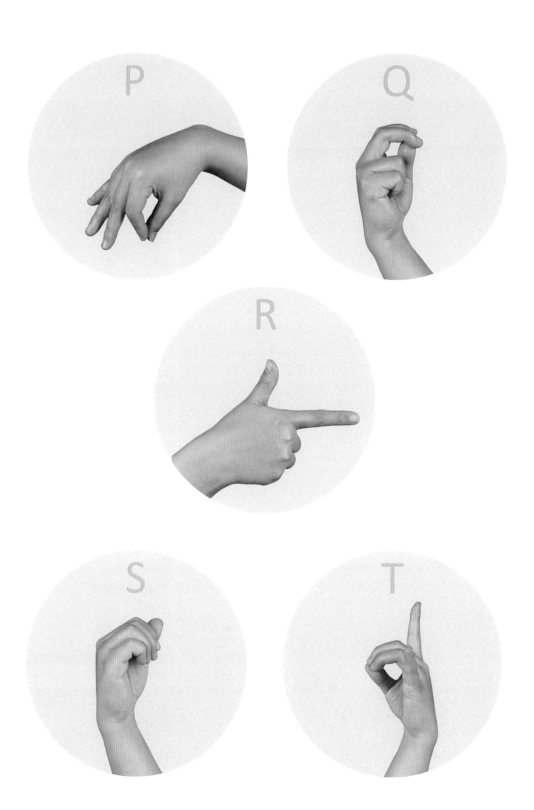

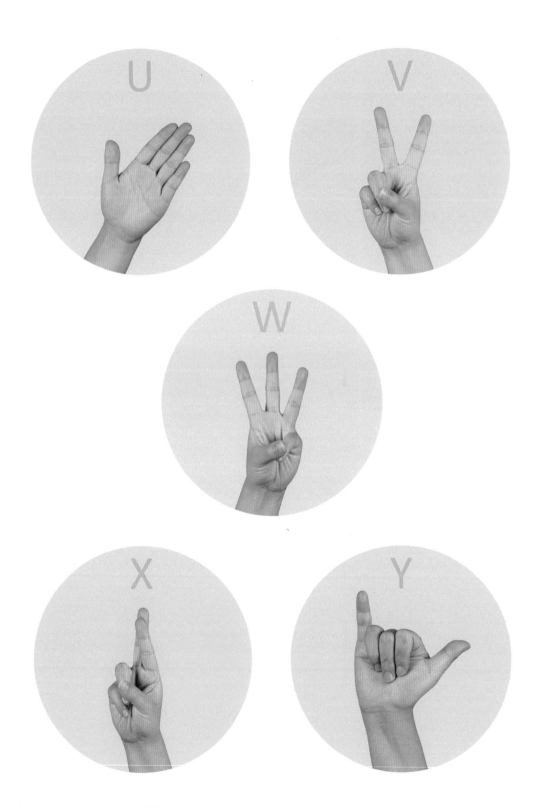

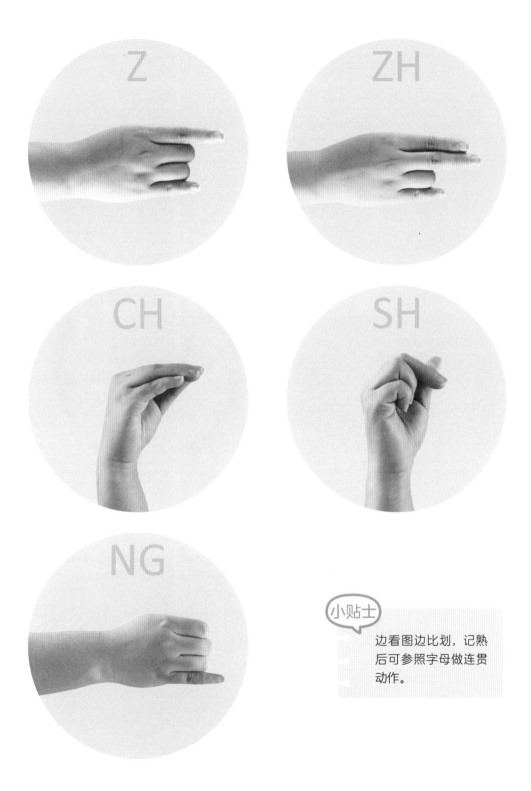

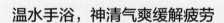

温水手浴，神清气爽缓解疲劳

温水手浴是很简单的保健方法，取一盆温水（水温高于体温为宜），双手张开浸泡在水中，10~15分钟为宜。如果中途感觉水不够热，可以适量添加热水。

手浴适用于一年四季，尤其对于畏寒女性、常年手脚冰凉的人来说，养生效果更明显。

◎ 手浴的养生功效

双手血脉丰富，通过水温的刺激，对人体经络产生影响，起到缓解身体不适的效果。

随着双手血液升温，收缩的血管张开，促进血液循环。温暖的血液流经全身，起到缓解肌肉疲劳、舒缓精神紧张、提神醒脑等效果。

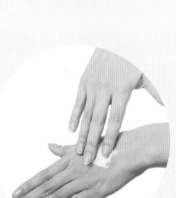

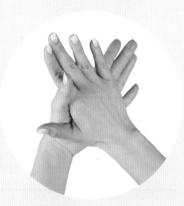

手浴后用毛巾擦干双手，
涂上护手霜

双肩自然放松，一边深呼吸，
一边揉搓手掌各部位